現代医学に足りない

根本治療

あなたの痛みと悩みは解消する！

吉田原整骨院 院長
折橋 誠之

知道出版

はじめに

『根本的な治療を当たり前に受けられる医療に変わるために』

本書を手に取っていただき、ありがとうございます。

いきなり唐突な質問ですが、あなたは今現在、ご自身か身内の方のつらい症状で悩まれているのではないでしょうか。あるいは、すでに医療機関で治療をされているのではないでしょうか。


あなたに限らず、誰しもがその人生において、一度や二度は心身の不調に悩まされるものです。そして、医療機関のご厄介になるというわけです。

しかし、あなたは医療機関を訪れて、何時間も待たされた挙句に、3分診療で病名がつけられ、薬が処方されます。そして、「しばらく様子を見ましょう」と告げられるのが通例ではないでしょうか。

風邪などの感染症やケガなどでは、処置に間違いがなければ良くなっていきます。しかし、どこかに痛みがあれば、鎮痛薬、湿布、ブロック注射を使います。心の病であれば抗不安薬や睡眠導入剤などが処方されるでしょう。

いずれにしても患者さんの訴える症状を抑えるための処置になるのです。

また、腰痛や膝痛、首や肩の痛みなどで接骨院やマッサージに通っているかもしれません。でもたぶん、そのときは気分の良さを感じ癒しが得られても、また同じような症状に悩まされるのではないでしょうか。

このような治療であなたは満足ですか。

症状を抑えるだけで、根本的に治っているのかどうかわからずに不安じゃありませんか。本当にあなたの心や身体は治っているのでしょうか。

なぜこのように話すのかというと、「いつまでも痛みが続く」「不調が戻らない」「また繰り返す」「薬をもう飲みたくない」などと、連日150〜200人近くの患者さんが体調の不良や不安、不満を訴えて、私の治療院にいらっしゃるからです。

心身の悩みを抱え、途方に暮れて来院される患者さん一人ひとりの訴えを詳しく伺ってみると、医療機関での治療方法が全て症状に対する薬での抑え込み、対症療法によるもので、スッキリ治っていない場合がほとんどなのです。

このことから、今の医療は症状の緩和ばかりになってしまい、『根本的な回復』が見落とされているように思われてなりません。

《医療が変われば健康観も変わる》

私は、従来の治療方法に対して、長らく疑問を持っていました。そこで、心身の仕組みを十分理解することによって、「根本的に治す」ことこそが治療なのだという理念のもとに研究を重ねてきました。

それが本当の医療であるべきだと考えたからです。

しかし、今でも多くの方からは「そんなことができるの」と不思議がられることもあります。いかに従来の医療機関による対症療法に慣らされてしまっているのかが伺えます。


しかし、本当に「根本治療」は可能なのです。

あなたの痛みや不調は、根本的に治すことができるのです。

読者のみなさんに、医療従事者の一人として言いたいことは、本書でできる限りわかりやすく解説させていただいております。

掲載した内容は、**全て治療の結果がしっかり得られているもので、可能性があるとか、仮説などではありません。**

ぜひとも、本書でみなさんの健康観が大きく変わり、今後の人生に少しでも役立てていただければ幸いです。

著者

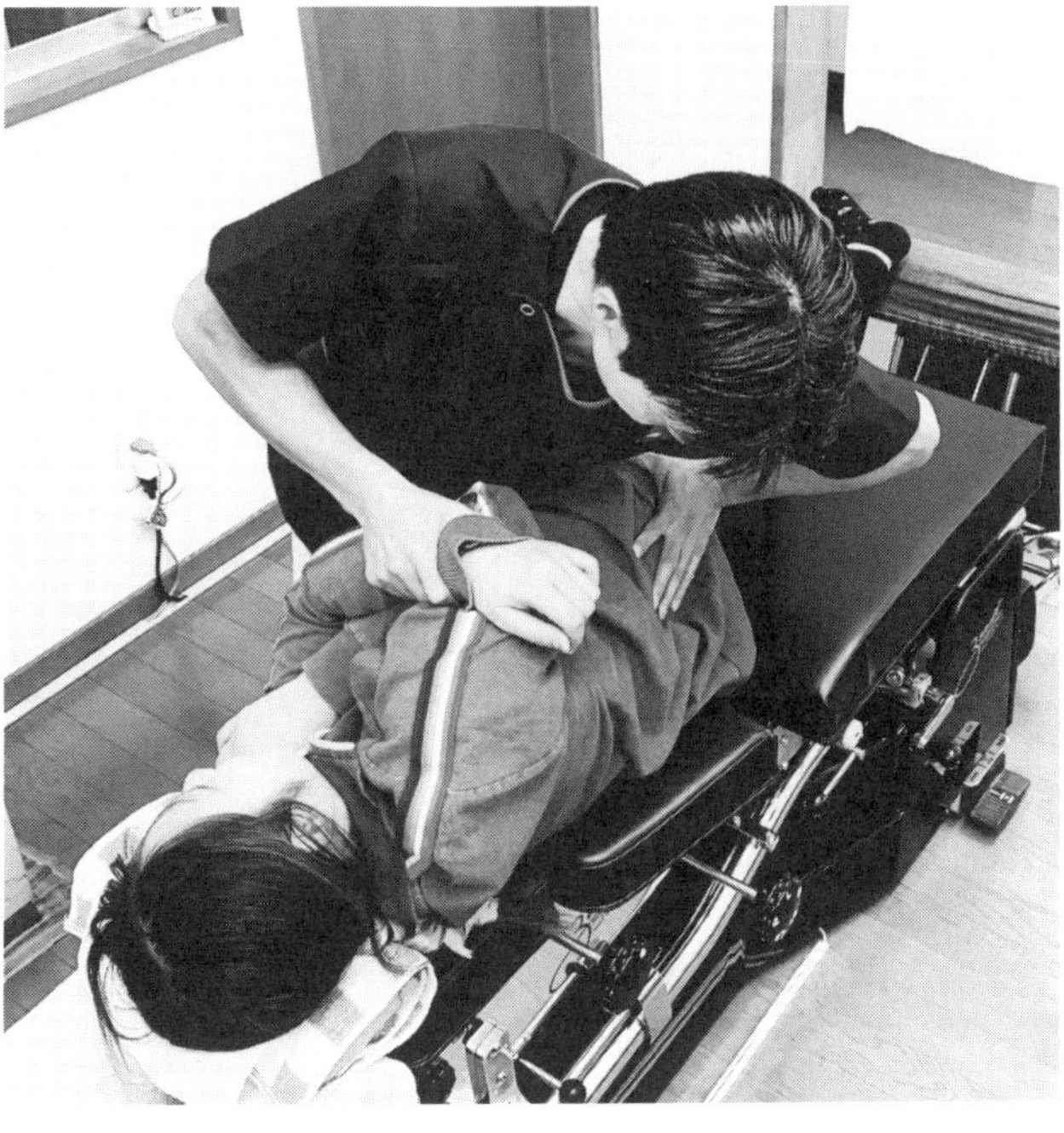

現代医学に足りない根本治療

目次

目次

第1章

医療の常識を覆す「根本治療」

常識とされている健康情報

今、私たちの身の回りを眺めてみると、最新のテクノロジーを駆使した商品があふれています。どれも「とても便利」という感動はすでに薄れていて、なくてはならない日用品として私たちの生活を支えています。

さらに、世界的な規模での情報化社会と言われるように、「あなたが困っていること」「あなたが必要とすることやモノ」は、ネットやSNSで簡単に情報が得られ、要求が満たされる世の中になっています。

ひと昔前までは、情報源と言えば「新聞」「書籍」「テレビ」でした。情報源を入手して、自分で必要な項目を調べ、連絡するなどの手間と時間がかかっていましたが、今では、スマホひとつでたいていの最新情報がすぐに手に入ります。

こんな便利な世の中になっても、いざ人の健康となると、ちょっと様子は違っているようです。

いつの時代にあっても、病気の種類は減るどころか増えていますし、さまざまな症状を抱えて悩んでいる人たちは、今日においても連日、医療機関に押し寄せている有様です。

二十一世紀になって科学技術が格段の発展を遂げ、現代医学も高度な医療技術や薬剤など、日々、進化を続けてはいるものの、それにも増して病気や症状に悩まされている人たちは後を絶ちません。

先進国では一様に高齢化社会という課題に直面しているために、「健康寿命」ということばとともに、各社が競ってサプリメントなどの健康食品を数多く販売しています。さらに、テレビ番組などでも「健康」に関する番組を数多く放映し、人気を博しているのが現状です。

どんな人でも、人生の中で痛み、つらい病気とは縁を持ちたくありません。ですからどうしても自分の「健康」には関心を持っていて、最新の医療情報には敏感にならざるを得ません。

そういった私たちの日常では、テレビや書籍、ネットなどで、新しい医学情報が拡散すると、すぐに広まり、「健康情報」として一般化していきます。

さて、このような時代に生きる私たちが入手する医療情報は、本当に私たちの「健康」を支えてくれる有用な情報なのでしょうか。

だれもが知っている常識となっている健康情報は本当に信じていいのでしょうか。

書店に次々と新刊として並べられる「健康本」は、よく観察してみると、昨日まで人気だった「健康本」の内容を覆すものになっています。

では、最新刊が正しい情報を発信しているのでしょうか。

いったいどこまでが本当でしょうか？

書籍での医療情報は比較的信用性が高いと言われていますが、それでも、取材される有名な医学関係者によって情報が違うこともあります。ですから正確な情報であるかどうかは、私たちがしっかりと判断しなくてはいけません。

しかも「医療の常識、当たり前」と思い込んでいたことが、正確な判断の邪魔をすることもあるのです。

かくいう私も、「根本的な治療方法」を研究し、心身の仕組みの真実を知るまでは、みなさんと同様、一般的に信じられていた健康常識が正しいと思い込んでいました。

例えば、

・胃の調子が悪いのはストレスのせい
・頭痛は血管や天気に関係している
・メニエール病、めまいは三半規管のせい
・難聴、耳鳴りはストレスのせい
・喘息は大気や気温差のせい
・更年期になるのは歳のせい
・高血圧の原因のほとんどは塩分や遺伝のせい
・生理不順や排卵異常はストレスや疲れのせい
・不眠症はストレスや歳のせい
・自律神経失調症はストレスや生活環境のせい
・腰痛の原因がわからないものは思い込みやストレスによるもの
・子供の脚の痛み、オスグッド病は成長痛によるもの
・ヘルニア、神経痛は治らない
・五十肩は歳のせい

・テニス肘や腱鞘炎は使いすぎのせい
・猫背や側彎《そくわん》症は姿勢が悪いからなってしまう
・こむら返りは水分不足のため

これらの症状の原因は、医療機関を受診すると、通常このように説明され、みなさんは納得されると思います。

そして、これらの症状に対する治療法もだいたい次のように決まっています。

・頭痛の治療は頭痛薬
・めまいの治療はめまい止めの薬や点滴
・喘息の治療は吸入や薬
・胃の治療は胃薬
・腸の治療は整腸剤
・不眠症には睡眠導入剤
・うつ病やパニック症には安定剤
・首や腰の痛みには湿布や痛み止めの薬

・神経痛にはブロック注射
・ヘルニアや狭窄《きょうさく》症には手術
・膝痛にはヒアルロン酸注射
・自律神経失調症にはそれぞれの症状を抑える薬
・婦人科系トラブルの治療には薬
・五十肩や腱鞘炎には注射や湿布
・頻尿や尿漏れには薬
・こむら返りには水分補給や薬

しかし、このような治療や、処方された薬・湿布などで本当に根本的な治療ができるのでしょうか。

よく考えてみると、全て「対症療法」で、原因を治療するのではなく症状の緩和をさせるものでしかありません。

人は、長年やってきた当たり前、常識と思っていることに対して疑いを持たないものです。ましてや医療の専門家で権威あるお医者さんの言ったことが正しいと信じます。だからこれでいいんだと思ってしまうのです。

今日、「対症療法」が当たり前とされている医療を、「根本的に治す医療」に変える必要があると思うのです。

そこで本書では、みなさんの信じている「健康常識」を根底から覆していきます。症状に苦しめられている読者のみなさんの真に求めている、きちんと原因にアプローチした「根本的な治療」は可能なのか、ということを解き明かしていきたいと思っています。

これこそが私の研究へいざなってくれた考え方であり、私の研究の成果でもあり、未来の医療の治療のあり方であってほしいとの願いでもあります。

このコンセプトはいたって自然で明快です。

あなたのこの症状や痛みは、本当はどこからきているのか。

また、身体の仕組みの細部を確認して、どのような流れで症状が出ているのか、その原因を突き止め、治療のためにどのようなアプローチが適切かを判断します。これが、私が考える「根本的な治療」です。

現在、一般的に行われている「対症療法」で本当に満足なのか、これがあなたの症状の原因を治しているのか、ということを真剣に考えて治療に臨んでほしいのです。

全ての患者さんたちに「医療機関では、本当の原因をしっかりと判断してほしい、そして根本的な治療をしてほしい」という訴えが、これからの医療には必要不可欠だと思っているのです。

もちろん医学的な機序がしっかりしてる治療法などもたくさんあります。

そして、病気が治ることは現代医療の下で生きる私たちの幸せです。

けれども従来の治療すべてが「当たり前」「常識」というのを、ぜひともリセットしてみてください。すると真実が見えてきます。

「根本的な治療」、それが本当の意味での医療なのですから。

日本の皆保険制度について

ここで、日本の医療システムについて話しておきたいと思います。

日本の保険制度は、世界の国々のそれと比べても、国民にとってたいへん素晴らしいものだと言えます。保険が使用できる治療に対しては、医療機関での支払いも比較的安く済むからです。すべて保険内というわけにはいきませんが、保険内であれば薬も検査も受けやすい国だと言えます。

しかし、よく考えてみると、症状がある患者さんは、

・ただ検査をするため
・薬をもらうため
・ただ症状を軽くするため

これらのために医療機関を受診しているわけではないと思います。

第一に『根本的に治すため』に医療機関を受診しているはずです。

例えば、胃の不調があって医療機関を受診し、検査をして特別異常がなければ、消化剤や整腸剤を処方され帰ることが多いでしょう。これでは、なぜ胃の不調が起きたのかわからず、その不調の根本治療もまったくできていません。

感染症やガン、その他の原因が見つからないのに、なぜ胃の不調が起きたのか？

それは、脊椎からのびる胃を支配している神経が圧迫され、脳からの指令が狂い交感神経に傾くことで、胃が正常に機能しなくなるためです。

では、胃薬を出すことが患者さんの根本的な回復につながるでしょうか？

胃の不調で医療機関を受診した患者さんは、胃の不調を根本的に治したいと思い、医療機関を受診したはずです。その思いに応えること、それが本当の医療だと考えます。

薬に対し、保険制度はとても充実しています。しかし、『根本治療』に保険は使えません。

つまり、根本的に治すことができない治療に保険が使えて、根本的に治すことができる治療に保険が使えない、ということになるのです。

何か違和感を感じるはずです。

もちろん、根本的な治療ができる先生がまだほとんどいないことも、今の医療が変わらない大きな原因でもあります。

何度も主張しているように、これからは、『薬などで症状を抑える治療』から、『根本的に治す治療』に変わっていく必要があります。保険制度も、根本的な治療にお金を使っていくこと、これが本当に困っている患者さんのためでもあります。

これからの日本の医療、そして保険制度が対症療法ではなく、もっと根本的な治療に目を向けていただければ幸いです。

困っている患者さんはたくさんいらっしゃいます。その患者さんを助けるための医療、保険制度であってほしいのです。

「脊椎調整」を考案したきっかけ

私は、学生のころからアスリートとしてさまざまなスポーツ活動に参加していました。アスリートとしての体づくりやメンタルの強化、それに伴う記録の更新など、厳しいトレーニングを身をもってやってきた実績があります。

この経験から「健康」や「スポーツ科学」に興味を持つようになりました。

そこで19歳になるとカナダに渡り、大学で最新の「スポーツ科学」や「スポーツトレーナー」などの専門知識を徹底的に学びました。その後帰国して、健康に関わる仕事がしたいと思い、柔道整復師の資格を取得したのです。

資格を取得してから、多くの新米柔道整復師がするように、いろいろな接骨院でベテラン先生の指導の下、腕を磨くことになりました。さまざまな症状を訴える方の施術に明け暮れる毎日でした。

アスリートのころから身体と向き合っていたので、患者さんの気持ちがよくわかり、実際の施術技術にも長けていたのかもしれませんが、基礎的な治療技術の習得にはすぐに自信が持てるまでになりました。

「スポーツ科学」などの知識などが大いに役立ち、施術だけでなく、日常の動作や栄養学、メンタル面などのアドバイスを交えた治療方針で、患者さんたちは面白いほどメキメキ良くなっていきました。

当初、私の中では「本格的にスポーツ活動をしているアスリートのための治療、パフォーマンスが向上できる施術をしたい」という目的がありました。けれども、日々、さまざまな患者さんたちを診ていると、「腰が痛い」「膝が悪くて歩けない」「神経痛が治らない」などの症状が実に多くて驚きました。

ですから私としては、腰痛、膝痛、肩こりなどがどのような原因から発生しているのかを絶えず考え続け、そのために治療技術が、否が応でも磨かれていったのです。

しかも、医療機関に長年通っていてもよくならない患者さんばかりでしたので、私はこの実状に深く考えさせられました。

そこで私は、2009年に生まれ故郷である長野県の塩尻市に、地元の医療に貢献したいという志を持って「吉田原整骨院」を開院しました。

開院当初は、私の得意な分野であるアスリートのパフォーマンス向上のための治療に加えて、「首や腰、膝が悪い方たちの根本的な治療をしたい」「神経痛の本当の原因を探し出し、根本的に治したい」という目標を掲げました。

もちろん、さまざまな症状の方がいらっしゃるので、「症状や痛みで困っている人を助けたい」と、とにかく症状を訴える患者さんに日々全力で向き合い、治療に当たっていました。

そして、日々治療に追われる中、私が目指す「根本的な治療」の研究を本格的に始めることになるのです。

柔道整復師の治療アプローチは、症例も限られており、ある程度アプローチ方法が決まっています。症状からどう判断して、どのように施術を行うのかパターン化されています。

そのパターン化した施術法から、経験を踏まえた独自の身体アプローチの技術を生み出すことに挑戦したいと思いました。

患者さんが訴える症状は実にさまざまです。どのような姿勢をとるとどこが痛いのか、どんな痛みなのか、痛みの範囲はどのくらいなのか、など詳細に聞き出して、判断材料にする必要があります。

また、身体の構造は、人それぞれに微妙に異なっています。その微妙に異なった身体構造を持つ患者さんの気になる部位を、触覚をたよりに判断していきます。

何人も何人も、自分の指先の触覚だけで判断しているうちに、人の身体の世界に没入する感覚が芽生えてきます。患者さんの身体構造が私の触覚を通して語りかけてくるような感覚です。まさに身体とのコミュニケーションを取りながら症状の原因を探っていくという作業なのです。

最初は、多くの方が悩みを抱えて来院される「腰痛」について研究を始めました。

腰の痛みの原因がどこにあるのだろうか、と症状のヒヤリングと感覚を総動員して何例も施術を繰り返しました。そして、夜中まで医学解剖図や骨格図などを穴の開くほど眺めて自分の感覚を確かめました。

腰が悪い方は脚に違和感、だるさ、張り、つり、痛み、しびれがある場合が多く、これが「坐骨神経痛」と呼ばれるものです。

患者さんが訴える痛みやしびれを考えたとき、そう感じるのは神経であることは間違いありません。

そこで「腰が悪い」ということは、「神経を潰してしまうため」ではないか、との考えにいたり、椎骨と椎骨の間の孔（椎間孔《ついかんこう》）から出てくる神経に注目しました。そして、指先で感じられる椎間孔が狭くなっていることに気づき、その神経を潰してしまうことが原因であると判断しました。

本書では要点を簡単に解説していますが、私はその後、その狭くなった椎間孔を何とか広げる治療を長年研究し、やっと自信が持てる腰椎の調整を考案できたのです。

これが「脊椎調整」です。

「腰痛」や「坐骨神経痛」で来院されている患者さんに、腰椎調整の施術を継続していくことで、どんどん患者さんの「腰痛」「坐骨神経痛」が改善していきました。

この神経に着目した調整理論で、首や背中の調整法も考案し、治療方法として施術をすると、多くの方が面白いほどに回復します。

治療を受けて回復された患者さんたちが口コミで紹介してくださった結果、このころから多くの患者さんが来院されるようになりました。この「脊椎調整」を中心に症状に合わせて治療をしていきましたが、多くの方が次々と回復したことで、「首、背中、腰のトラブルのほとんどの原因は神経を圧迫している」からだと私は強い確信を持つようになったのです。

その後も、「脊椎調整」のさらなる研究を継続していく中で、内科的なものなど他のトラブルの多くも神経の圧迫が原因であると発見しました。

例えば、首にトラブルがある方は、頭痛、めまい、メニエール病、耳鳴り、難聴などで悩んでいる方が多いことがわかり、一つの仮説を立てました。

頸椎《けいつい》2番、3番の神経は頭皮を支配している神経なのですが、頭皮に関わる感覚を脳に送っています。そこで、「頭痛は神経痛ではないか?」と考えました（神経痛とは、神経を圧迫することで、その神経の支配領域に痛みを感じるもの）。

そして、頸椎の2番を中心に調整をすることで、「血管拡張性頭痛」などの診断を受けた患者さんをはじめ、ほとんどの患者さんの頭痛が回復しました。

天気や気圧によって頭痛が起こるとされる「天気痛」の患者さんも数回の施術で良くなりました。

そこで、「やはり頭痛は頸椎で神経を圧迫しているからだ」と確信が持てたのです。

一般的に頭痛の病名である「天気痛」「筋緊張性頭痛」「血管拡張性頭痛」と言われるものは存在しないとわかりました。

「めまい」や「メニエール病」も同様で、症状を訴え来院される方の多くが頸椎にねじれや圧迫があると気づき、頸椎の調整を行ってみました。

「頸椎調整」によって神経の圧迫が取り除かれていくと、「めまい」「メニエール病」の症状が消失していきました。

「めまい」や「メニエール病」は、平衡感覚をつかさどる三半規管の異常であると言われており、これが常識となっているようですが、実際には三半規管は関係ないことがわかったのです。

また、胃が弱い方や吐気が続く方、「胃炎」「逆流性食道炎」と診断された方たちが来院されるようになると、本当はどこに原因があるのか考察しました。

そのころには、病院へ通院されているさまざまな症状の方が来院されるので、内科的な症状を訴える患者さんもいらっしゃいました。

すると、多くの方から「ストレスが原因」ということを頻繁に耳にするようになっていたのです。

確かに、よく「ストレスのせいで胃の調子が悪くなる」と言われていますが、ではなぜストレスで胃が壊れるのか。どう考えても「ストレスから胃の調子が悪くなる」という説明に納得できませんでした。

そこで、胃を支配する神経（交感神経）は胸椎（背中）から出てくるので、もしかすると、この神経を圧迫することで脳からの信号が正確に胃に伝わらず胃が悪くなるのでは、と仮説を立てました。

実際に胃が悪い方々は胸椎に問題がありましたので、胸椎の調整を行うことで、日に日に胃の調子が回復していきました。胃が悪くなる原因はストレスではなく、胃を支配する神経の圧迫であると判明しました。

症状を訴える腰痛の患者さんを治すための研究から「脊椎調整の治療アプローチ」を開発し実際に治療していく中で、多くの発見がありました。その効果に確証を持つとともに、さまざまな症状や痛み、不調は神経の圧迫が原因であるとはっきりわかってきたのです。

「脊椎調整」も、それぞれの患者さんの年齢、体格、性別などに合わせて進化させて、できるだけスムーズに調整できるように改善し、今に至っているのです。

重要な神経の話

「脊椎調整」の研究過程でさまざまな症状の重要なポイントとなるのは、身体中にくまなく張り巡らされている「神経」です。

私はこの「神経」に注目して症状との関係性を見つける中で、「神経」の繊細さと反応の高さに気づきました。

『根本的な治療』とは何かを語る前に、とても大切なものである「神経」についてまず解説してきます。

「神経」と聞くと、みなさんはどんなイメージを持っているでしょうか。

「神経性……」という診断名が多く挙げられると、とても難しく考えてしまうかも知れません。しかし、私たちの身体になくてはならない「神経」ではありますが、その役割はとてもシンプルなものなのです。

それは、

・脳からの指令を筋肉や内臓に伝える
・末梢の感覚や情報を脳に送る

例えば、みなさんが腕を使うことができるのは、まずみなさんの脳が「腕の筋肉を動かせ」という指令を出し、その指令が腕の筋肉に伝わることで腕が動くからです。

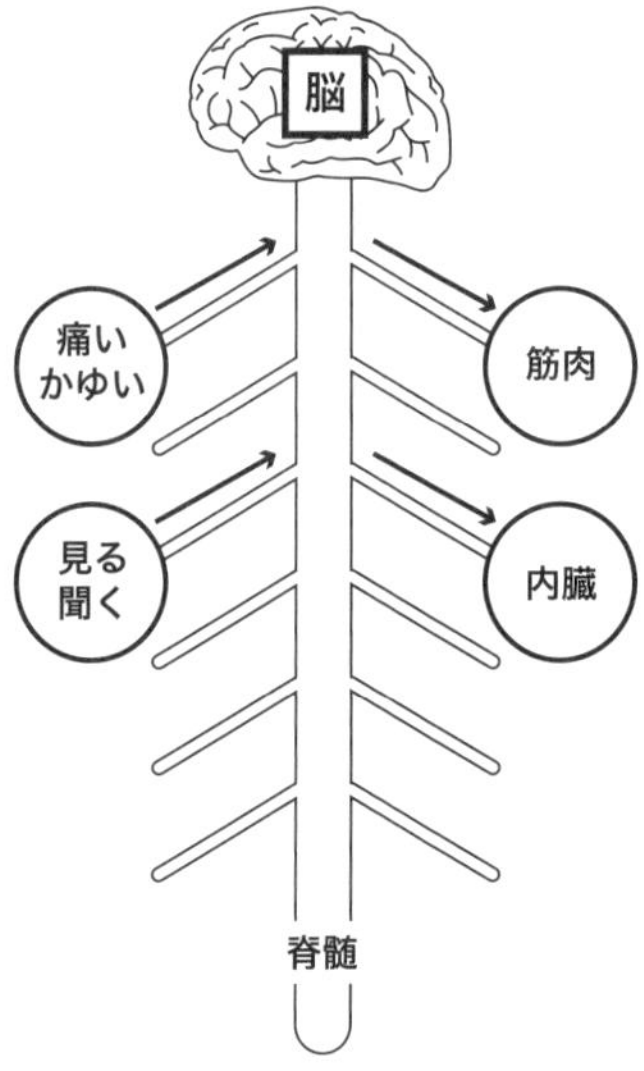

指令が行ったり来たりしている

内臓もまた同様で、お腹の中で勝手に働いているわけではなく、脳からの指令通りに働いています。もし、脳からの信号がこなければまったく動くことはありません。

もちろん、意識的か無意識的かの違いはあります。

指で物に触れたときの感覚や、身体の痛みなど、身体で察知する情報は脳にその信号が送られ、その信号を脳が判断することにより、人間はさまざまな身体の情報を感知することができます。

身体のあらゆる部位から送られる信号を伝える役割を持つ「神経」。この「神経」があることにより、人間は脳からの指令を身体に送り、身体が正常に機能することができます。また、見る、聞く、嗅ぐ、味を感じる、冷たい温かいを感じる、痛みを感じる、といった感覚の情報を末梢神経より中枢神経の脳に送られることにより、人間は情報を判断することができるのです。

まるで、各家庭に電気を送る送電網のように、身体に張り巡らされている中枢神経から末梢神経は人間の活動を支える重要な役割をしています。

「神経」は、脳から木の枝ように数十本伸びていて、いくつかの種類があります。神経の走行もさまざまなのですが、重要な「神経」は脳から脊髄となり、そこから枝分かれして身体中に広がっていきます。脊髄から枝分かれする際に、椎骨と椎骨の間にある穴のような孔（椎間孔）から出ていきます。

この椎間孔から出ていく神経は、上から番号が付いており、首から左右8本ずつ、胸椎（背中）から12本ずつ、腰から5本ずつあります。

これらの神経は椎間孔から出て、そこからまた枝分かれして伸びています。

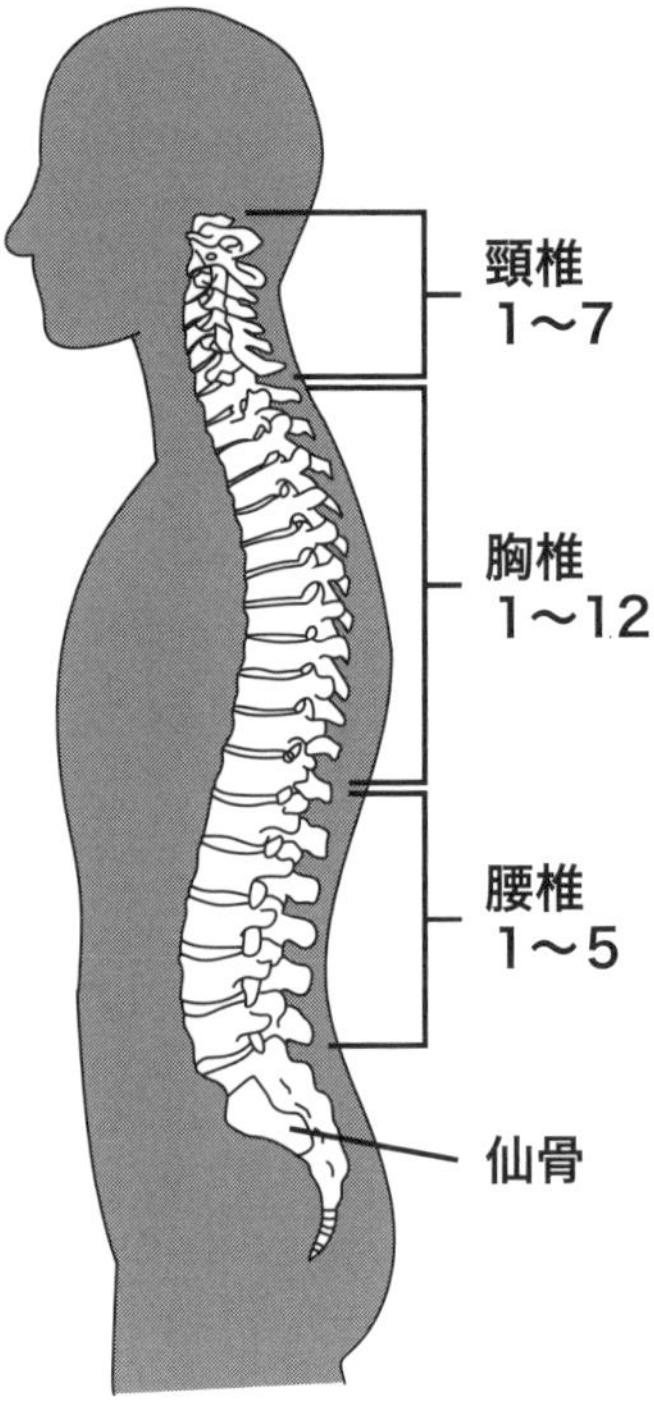
頸椎
1〜7
胸椎
1〜12
腰椎
1〜5
仙骨

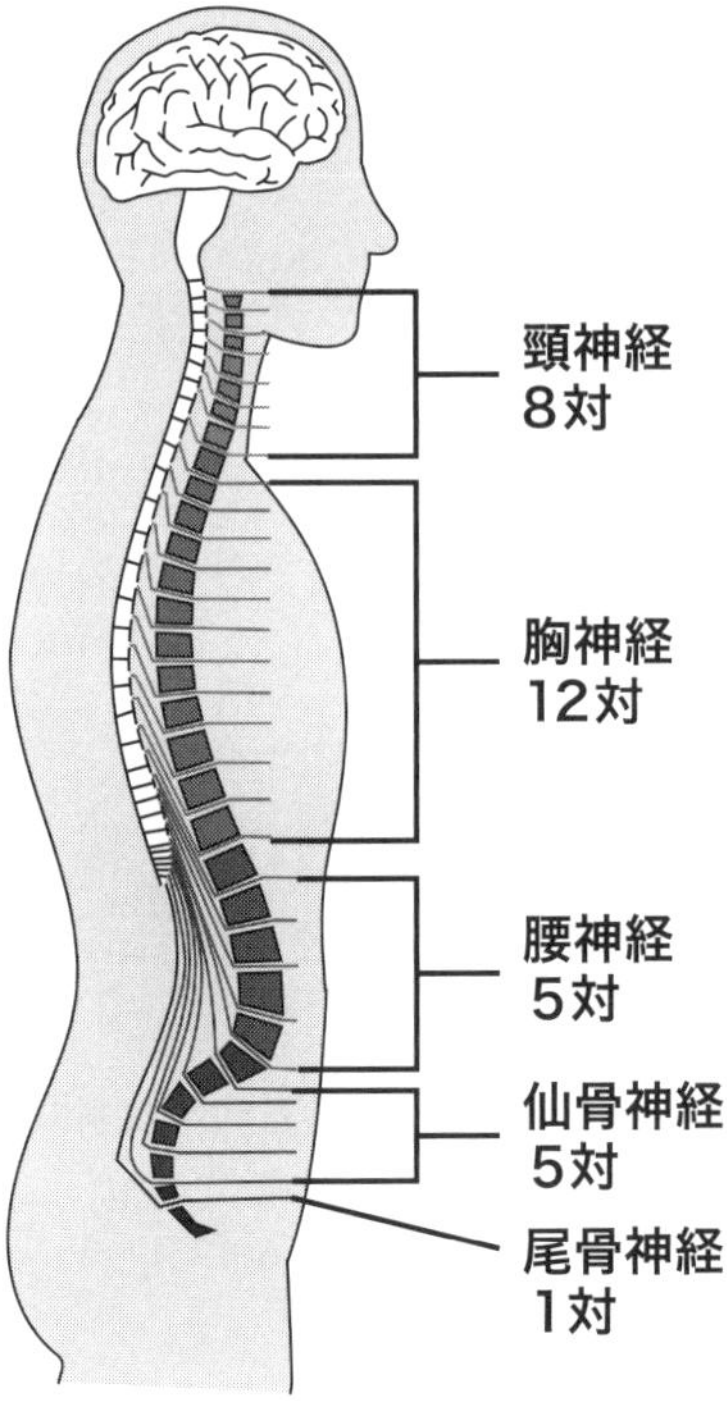
頸神経
8対
胸神経
12対
腰神経
5対
仙骨神経
5対
尾骨神経
1対

「神経」には、前図のように解剖学的に番号が付けられています。その番号ごとに支配している身体部位の領域が決まっています。

例えば、頸椎の5番から8番の神経は、肩、背中、腕の筋肉を支配しており、脳からの指令で、それらの筋肉を動かすことができます。

また、指や手の触感の仕組みは、指や手からの信号が脳に送られることにより、脳のある部位が感覚を正常に感じ取っているのです。

背中（胸椎）上部の「神経」は、主に「自律神経系（交感神経）」であり、身体の恒常的な機能を保つために大切な「神経」です。

その中の一部が胃を支配しています。胃が正常に働き消化ができるのは、脳からの指令がちゃんと胃に伝わっているからです。

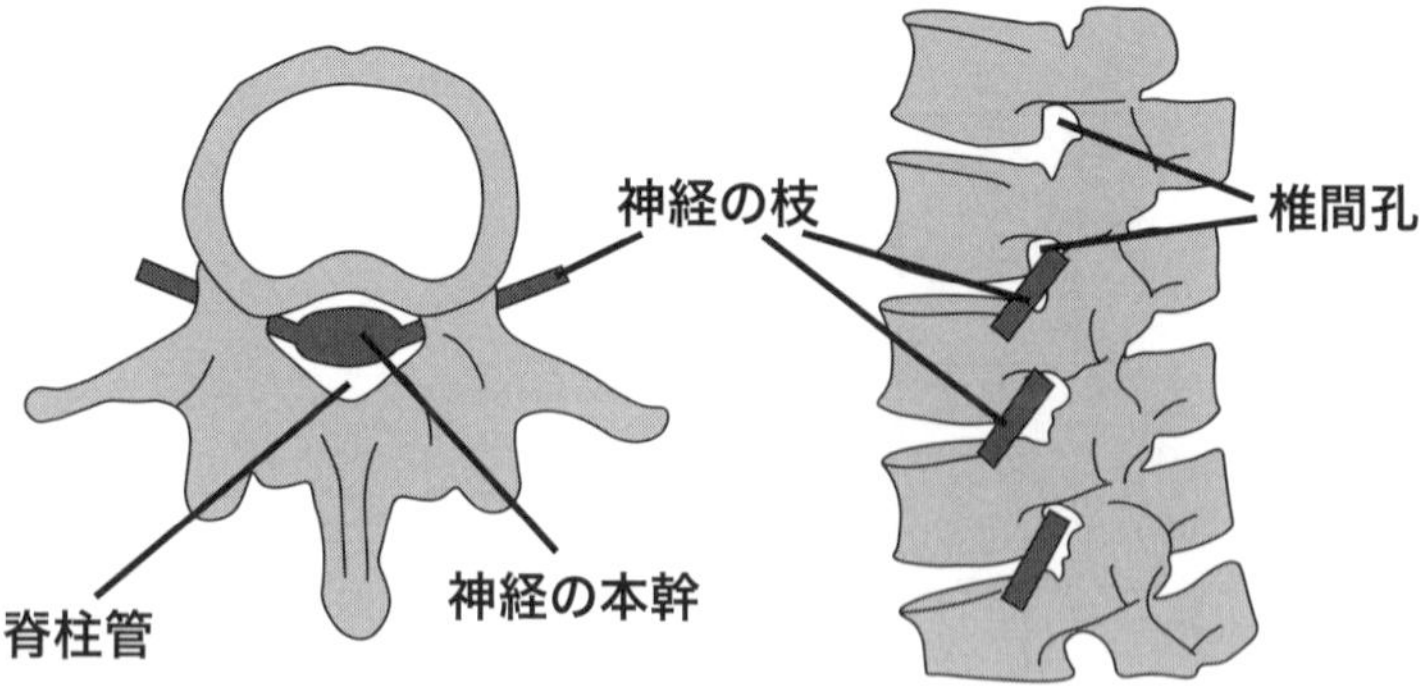

このように「神経」は、私たち人間にとって、とても大切な働きをしています。

もし「神経」がなかったら、送電線が途切れて停電、水道の配管が壊れて水浸し、電話網が切れて通信手段がストップというように、人間ももちろん生命が途絶えてしまいます。

さて、このような大切な「神経」が一部どこかで潰れているとしたらどうなってしまうでしょうか？

この発想から私の「根本的治療」の研究が始まったことは前述した通りです。

さまざまな症状や痛みの本当の原因が「神経」の一部が潰れていることを理解されているお医者さんや研究者は、まだほとんどいないのが現状です。

このように、根本的な治療をするためには「神経」が大切な鍵となるのです。

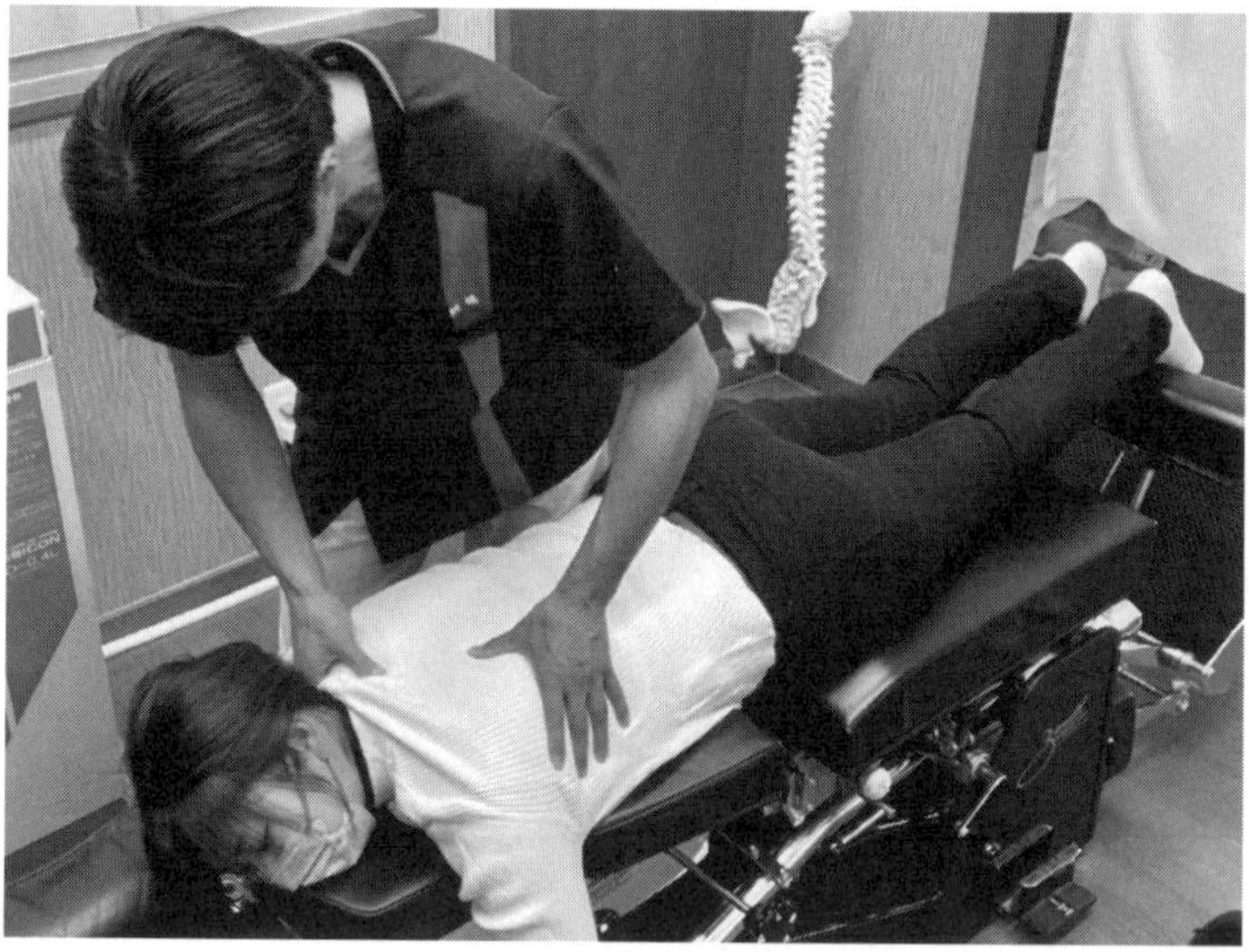

<施術中の様子>

第2章

本当の原因と「根本治療」

パート1

頭・首に関連する症状

①頭痛

頭痛がある方は非常に多く、なかなか治らなくて悩んでいらっしゃる方も多いかと思います。脳の精密検査を受けても、「異常はありません」と言われてしまい、そのままという方もいらっしゃるでしょう。結局、治療は頭痛薬のみとなってしまい、根本的な原因もわからず、何年も頭痛で悩むことになってしまうようです。

一般的な頭痛（脳に異常のない頭痛）がある方は非常に多く、小さな子供からご高齢の方までたくさんの方が苦しむ症状の一つです。

頭痛の原因

頭痛は基本的に2種類しかありません。

一つは、「脳腫瘍」「脳出血」「髄膜炎《ずいまくえん》」「感染症」など、はっきりとした原因があるもので、もう一つがそれ以外の一般的な頭痛です。

通常、「一般的な頭痛」の原因は、血管が拡張するから（血管拡張性頭痛）、筋肉が緊張しているから（筋緊張頭痛）、気圧が変わるから（天気痛）などと言われていますが、本当の原因はそうではありません。

頭痛の原因は、頸椎の2、3番目の神経を、頸椎で圧迫してしまっているためです。

頸椎の2、3番目の神経は、頭の表面の感覚を脳に信号を送る役割を担っています。例えば、頭を触ったことがわかるのは、この2、3番目の神経がその情報を脳に伝達し、脳がその情報を判断することにより触ったと認識できるためです。

しかし、頸椎にねじれや圧迫があり、この頸椎2、3番目の神経を触ってしまうと間違った信号が脳に送られることになります。それが、

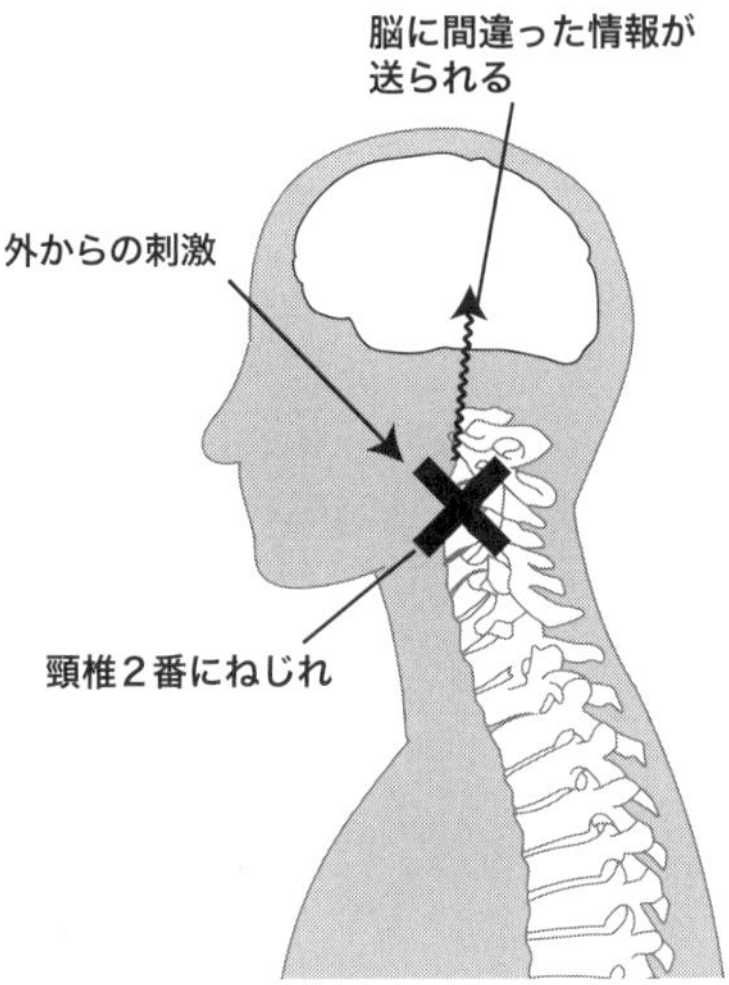

頭の痛み、締め付け、目の奥の痛み、頭の重だるさとして脳が判断をします。これが頭痛が出てしまう本当のメカニズムです。

つまり、頭は実際には痛くないのですが、「頭が痛い」と間違った情報が脳に伝わってしまい、脳はそれを頭痛と判断をするわけです。そのため、いくら精密検査をしても異常を発見できないのです。

頭痛の通常の治療方法……頭痛薬、マッサージなどで通常は治療をします。

頭痛の根本的な治療方法

「痛み・症状の根本的な原因を探し出し、その原因を根本的に治療する」となると、その神経の圧迫を取り除く調整治療が必要となります。圧迫されてしまっている頸椎2、3番目の神経を、「頸椎調整」により取り除くことで頭痛は根本的に回復します。

いまだに、「頭痛の根本的な原因」や「根本的な治療方法」があまり一般的に知られていない理由は、頭痛を根本的に治すには正確に頸椎の調整を行う必要がありますが、その「頸椎調整」が確実にできる専門院がまだほとんどないためです。

「頸椎調整」が正確にできれば**「頭痛は根本的に治すことができる症状」**です。

頭痛薬で治療を行っていても、頭痛は一生治りません。しかも、年々悪化していくので、薬の量も増えてしまい、薬による身体への悪影響も懸念されます。

症例

六十代男性。20年以上ひどい頭痛があり、眼の痛み、眼の奥の痛み、顔にまで広がる痛みなどがあり来院。あらゆる医療機関を受診し、多くの頭痛外来など専門院も受診。精密検査を何度も受けたが原因がわからず、薬を毎日飲み続けていた。ひどい頭痛のため、強い頭痛薬を大量に服用していたことが影響し、健康診断でも内臓の数値が悪く顔色も悪い状態。

当院で頸椎を検査すると、やはり頸椎2番にねじれがあり、頸椎2、3番目の神経を圧迫していました。「頸椎調整」を開始したところ、通院4回目くらいから頭痛が緩和し始め、15回目頃からほぼ頭痛が消失しました。

その後、間隔を空けながら「頸椎調整」を行っていますが、薬の服用もなく、頭痛の症状は一度も起きていません。

②めまい

めまいは、脳などの精密検査を受けても異常が見つからなかったり、「メニエール病」と診断されることも多いかと思います。もしくは、三半規管に何らかの異常がありそれが原因ではないかと診断されることもよくあります。いくら検査をしても原因不明とされてしまう方も多いようです。

めまいは一度発症してしまうと長期的に繰り返し、悪化してしまうと車の運転や仕事ができなくなったり、最悪の場合には正常に歩くこともできなくなってしまうとても怖いものです。

めまいの原因

めまいは、大きく分けて2種類あります。「脳腫瘍」「脳梗塞」など脳に異常のあるものと、それ以外の一般的なめまい（メニエール病も含む）です。一般的なめまいにも、回転性めまいや、浮動性めまいなど種類があるとされています。しかし、一般的なめまいについては種類などはなく、めまいの原因も一つしかありません。

実は、めまいの本当の原因は頸椎から出てくる神経が潰されてしまっていることにより引き起こされます。神経を圧迫してしまうと、脳には間違った情報が伝わってしまいます。「頭や身体が揺れていないのに揺れている」「頭が傾いていなくても傾いた」などという間違った情報を脳に伝えてしまっているのです。

人間は、さまざまな情報を神経を介し脳に伝え、脳がその情報を総合的に見て身体の位置や揺れを判断しています。三半規管からの情報、目からの情報、頭や首、肩の筋肉の伸び縮みの情報、荷重の情報など、全てが正常で感覚が一致していればめまいは起きませんが、頸椎で神経を圧迫することにより情報が狂い、情報伝達に誤差が出てきてしまいます。

首
- 意識ははっきりとしている
- 目が回るような感覚がある

脳
- 意識はぼんやりとしている
- 視野が狭くなる
- 手足のしびれ、ろれつが回らない、飲み込みが困難など例えば、自分の意識や三半規管からの情報では「揺れていない」と脳に信号が送られているのに、神経の圧迫により「首や頭が傾いた」「荷重がどちらかにかかった」というように、情報が狂って脳に伝わることにより、脳が正常に判断できなくなるのです。

これを、人間はめまいと感じるわけです。

めまいの通常の治療方法……薬、リハビリ、点滴などが一般的な治療です。

めまいの根本的な治療方法

頸椎での神経の圧迫がめまいやメニエール病の本当の原因であるため、頸椎を調整して神経の圧迫を取り除く治療を行います。

「三半規管やメニエール病がめまいの原因」と診断された方であっても、当院で行う「頸椎調整」により、ほとんどのめまいの患者さんを回復させることができています（基本的に三半規管はめまいの原因にはなりません。万が一、三半規管に異常があれば恐らく一歩も歩くことはできませんし、三半規管を治すことも不可能です）。

めまいの根本治療ができるところがまだ非常に少ないため、一般的に普及している治療方法ではありませんが、「**頸椎調整により、めまいの根本治療は可能**」です。

神経の圧迫は年々悪化することが多く、めまいもそれとともに悪化し、日常生活にも影響を及ぼします。めまいには波があり、初期には消えてしまう期間もありますが、めまいが自然に治ることはほぼありません。

めまいやメニエール病は通常の治療では回復させることは困難ですが、「頸椎調整」を行うことにより根本的に回復させることができます。

症例

七十代の女性。10年以上、めまいで苦しんでいた。薬を服用するも、ひどい場合には歩行ができず、入院することもあり。何度も大病院で精密検査をしても原因がわからず、めまい外来を受診するも薬を出されるだけで、めまいの症状はまったく改善せず。

当院に来院され、「頸椎調整」を開始しました。まず、触診により検査をすると頸椎2番、3番、5番、6番にねじれや圧迫があり、頸神経を潰していました。

「頸椎調整」を開始して、通院3回程度でめまいに変化が現れ、めまいの感じ方が変わったと報告を受け、通院8回程度でめまいは半減しました。通院12回ほどでめまいのほとんどの症状は消失しました。その後、回数を減らし、定期的に頸椎を調整していますがめまいは起きていません。

③耳鳴り・難聴

通常、耳鳴りや難聴の治療は難しく、耳鼻科や総合病院で検査をしても原因すらわからない場合が多い厄介な病気です。

比較的若い方も発症しやすく、若くして難聴になり正常に音を感知することが困難になってしまいます。しかし、原因もありますし、治療方法もあります。

耳鳴り・難聴の原因

まずは耳自体に異常があるかないか検査する必要があります。耳自体に異常があったり、機能の低下が見られる場合は耳鼻科での治療が必要です。

耳自体に異常がない耳鳴りや難聴は、頸椎に原因があると疑ったほうがいいでしょう。ストレスや疲れなどは主な原因にはなりません。

頸椎でねじれや圧迫があり、神経を潰してしまうことにより、本当は音を感知していないのに音が聴こえる、または正常に聴こえるべき音がハッキリと聴こえない、という異常な神経の伝達になってしまいます。

神経は潰してしまうと情報が変わってしまい、正常な情報を脳に送ることができなくなります。

耳鳴り・難聴の通常の治療方法……薬や漢方薬が一般的です。

耳鳴り・難聴の根本的な治療方法

「頸椎調整」を行い、圧迫してしまった神経を正常に戻すことで耳鳴りや難聴は回復します。メニエール病と診断されて来院される方も多いですが、どちらにしても頸椎の神経の圧迫が原因なので、頸椎の調整をすることにより回復します。

耳鳴りや難聴、メニエール病は、この「頸椎調整」が正確にできれば治すことができますが、通常の治療ではまず回復は見込めません。根本的な治療ができないと耳鳴りや難聴は一生残ってしまうことが多いので、根本的な治療がとても大切になります。

症例

七十代の女性。5年以上も難聴で、耳鳴りもひどく悩んでいた。長年、耳鼻科に通院するも原因がわからず、薬を服用していたが明らかな効果はなし。

当院に来院され調べてみると、やはり頸椎にねじれや圧迫を確認しました。そこで「頸椎調整」を開始し、通院から4回程度で、まず耳鳴りが改善し始めました。通院8回程度でほぼ耳鳴りは消失し、10回目くらいから難聴（聞こえにくさ）も回復したとのこと。12回目で耳鳴りは消え、難聴も日常の生活では支障なく満足できる状態になりました。

パート2 自律神経系に関する症状

最近では、医療機器の進歩により、医療検査の技術は飛躍的に向上しています。例えば、血液や尿の検査だけでも身体の状態を知ることができたり、画像診断などは以前よりもさらに正確に写るようになりました。

しかし、なぜ痛みや不調があって医療機関で検査しても、原因不明や異常なし、と診断されてしまうことがあるのでしょうか？

当たり前のことですが、「症状があるのに異常がない」わけがありません。症状があるのなら、そこには必ず原因があるはずです。

例えば、「腰痛」や「坐骨神経痛」の症状が明らかにあるのに、レントゲンやＭＲＩなどの画像診断をしても、とくに異常がないと言われてしまう……。

その理由は、「神経の圧迫は画像では見えない」からです。

椎間孔が狭くなり神経を潰しているところは、非常に微細な箇所なので画像で見ることは困難です。つまり、ＭＲＩでさえ見えない繊細な部分のために画像では写り難いということです。

そのために、腰椎にトラブルがあるにも関わらず、画像上は異常が発見されず、見過ごされていることが多いのです。

しかも、画像上異常がないと判断されると、「腰には何もトラブルがないので、ストレスや思い込みで腰が痛いと感じているのでしょう。心療内科を受診してください」と、心の病気が原因であることを医者から言われてしまうこともあります。

ストレスや思い込みで、痛みなど出るはずがありません。

【自律神経の仕組みについて】

最近、健康情報でよく名前を耳にする「自律神経」とは、実際、身体の中でどのような役割をしているのでしょうか？

自律神経とは、『自分の意思とは関係なく、自然に働いている神経』のことで、主に身体の基本的な機能や内臓の働きに関係する神経です。

例えば、

・汗をかく
・夜寝る
・胃腸など内臓を動かす
・体温を調節する
・血圧をコントロールする
・呼吸をする
・気分を安定させる

など、自分で意識することなく働いている機能は自律神経系によるものです。

身体の機能や内臓の働きは、脳から信号が自律神経によりそれぞれの部位に送られ、その信号通りに動きます。

自律神経は、「交感神経」と「副交感神経」の二つからなります。

人間の身体は、「交感神経」と「副交感神経」のバランスが上手く取れていれば、正常に生きていくことができます。

《交感神経》は主に、

- **活発に活動するとき**
- **作業するとき**
- **運動するとき**
- **緊張を伴うとき**
- **怒るとき**

などに優位になる神経で、主に昼間に働く神経です。

この「交感神経」は、胸髄《きょうずい》と腰髄《ようずい》から枝分かれし、椎骨と椎骨の孔（椎間孔）から出て、そこからそれぞれの臓器を支配しています。つまり「交感神経」の出口は背中から腰にあります。そのため、背中や腰が悪く椎間孔が狭くなると神経を圧迫してしまい、「交感神経」は優位になりがちとなります。

一方、《副交感神経》は、

- **休むとき、寝るとき**

- **リラックスするとき**
- **内臓が活発に動くとき**
- **気持ちが休まるとき**

などに優位になる神経で、主に夕方から朝まで働く神経です。

この「副交感神経」は、主に延髄《えんずい》と仙髄《せんずい》から枝分かれしてそれぞれの臓器を支配しています。延髄は、脳の下部にあり、そこから出る迷走神経が内臓や身体の機能を維持するために重要な指令を出しています。仙髄は、腰椎の下にある仙骨と呼ばれる骨の孔から出てきて、大腸や膀胱、子宮、卵巣を支配しています。

「副交感神経」は、主に延髄や仙髄から出ていくため、交感神経のように脊椎で圧迫されることは少ないです。

つまり、「副交感神経」は乱れにくいのですが、「交感神経」は脊椎で圧迫されやすく、簡単に乱れてしまいます。そのため、自律神経失調症の場合、ほとんどが「交感神経優位」の状態となっているのです。

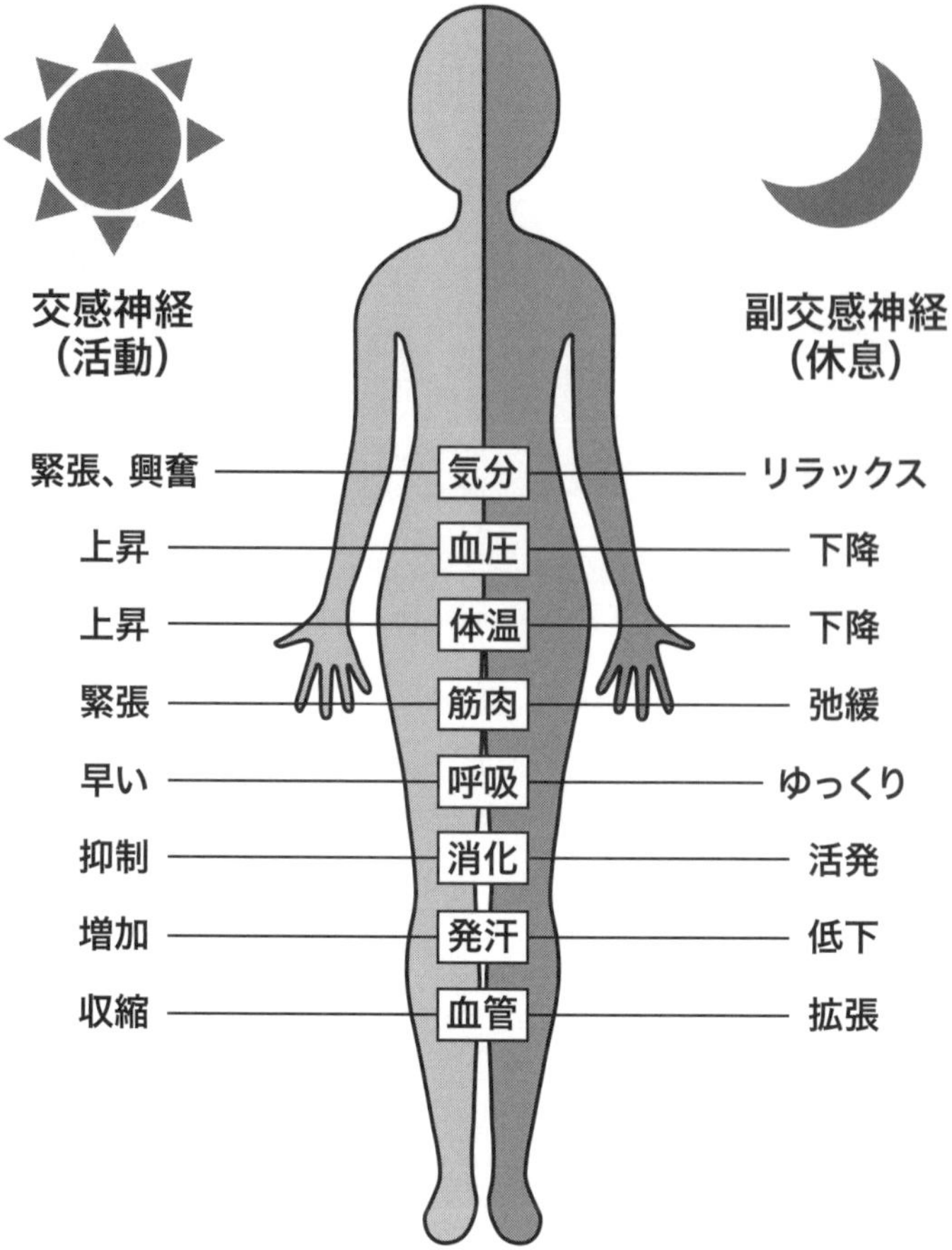
交感神経
(活動)
副交感神経
(休息)
緊張、興奮
気分
リラックス
上昇
血圧
下降
上昇
体温
下降
緊張
筋肉
弛緩
早い
呼吸
ゆっくり
抑制
消化
活発
増加
発汗
低下
収縮
血管
拡張

① 自律神経失調症

「自律神経失調症」は、近年増加傾向にある病気の一つでさまざまな症状が現れるのが特徴です。

不眠や長引くだるさなどの体調不良で受診し、血液検査や尿検査など精密検査をしても、とくに異常がない……。こんな症状の方は決して少なくありません。

通常では、感染症や病気が発見されない限り、このような症状を訴える患者さんには「自律神経失調症」という診断が下されます。自律神経失調症は検査などで結果が出るものではありません。

主な症状としては、原因不明の体調不良、不眠、精神不安定（うつ病、パニック症など）、胃腸の不調、長引く下痢・便秘、ホルモンバランスの乱れなどの他、朝起きられない、昼間だるい、気分の浮き沈みが激しい、動悸、過呼吸、息苦しさ、多汗症など実にさまざまです。

子供でも発症し、はっきりとした原因が見つからずに長期に渡り体調を崩したり、不登校となってしまうケースも多くあります。今では「起立性調節障害」と診断されることもあります。

「自律神経失調症」も精密検査などをしてもはっきりとした原因がわからない場合がほとんどです。ストレスや年齢、生活環境のせいだとされています。

自律神経失調症の原因

自律神経は、自分の意思とは関係なく自動的に働いています。脳内の間脳が支配していて司令を出し、生命維持のために身体や内臓を正常に働かせています。

例えば、汗をかいたり、心臓を動かしたり、夜寝たり、体調を管理したり、血圧や体温をコントロールしたりなど、実にさまざまな身体にとって重要な働きがあります。

しかし、神経は脊髄から枝分かれし椎骨と椎骨の間から出ていく際に狭いところを通らなくてはいけません。そのため、もしその隙間（椎間孔）が、何らかの原因で狭くなり神経を圧迫してしまうと必ず異常が現れます。とくに自律神経系の場合は、脊椎の出口で神経を圧迫してしまうと、交感神経が優位となるのです。つまり、「自律神経失調症とは、交感神経が優位となった状態」なのです（稀に副交感神経が優位の方もいます）。そのため、攻撃的、イライラ、興奮、緊張、落ち着かない、不安、怯える、恐怖、過敏などの状態となり、身体にも精神的にもさまざまな症状が出てきます。脳も身体も精神的にも異常はないのですが、唯一神経の途中で信号が狂ってしまっていることにより症状が出てしまうわけです。

胃の調子が悪く、吐き気や気持ち悪さが続く症状を訴えて、病院で胃カメラでの検査をする方もいらっしゃると思いますが、何度検査をしても異常がないと言われるのに症状が改善しないという方も少なくありません。その場合、ストレスのせいと済まされてしまいがちですが、もちろんこれもストレスのせいではありません。

これは、胃を支配している神経を背中のある部位が潰しているので、胃が正常に働かないことが原因です。注意すべきなのは、このまま放っておくと「逆流性食道炎」や「胃炎」となり、最悪の場合には、「胃潰瘍」になってしまう場合があるということです。

このように検査の技術が向上したとしても、実は本当の原因を見つけることは非常に難しく、神経の働きを正確に把握している専門家にしか正しい判断ができません。さらに、その原因がわかったとしても、それを根本的に治すためには「脊椎調整」の技術が必要になり、専門的な知識や経験も伴わなければなりません。

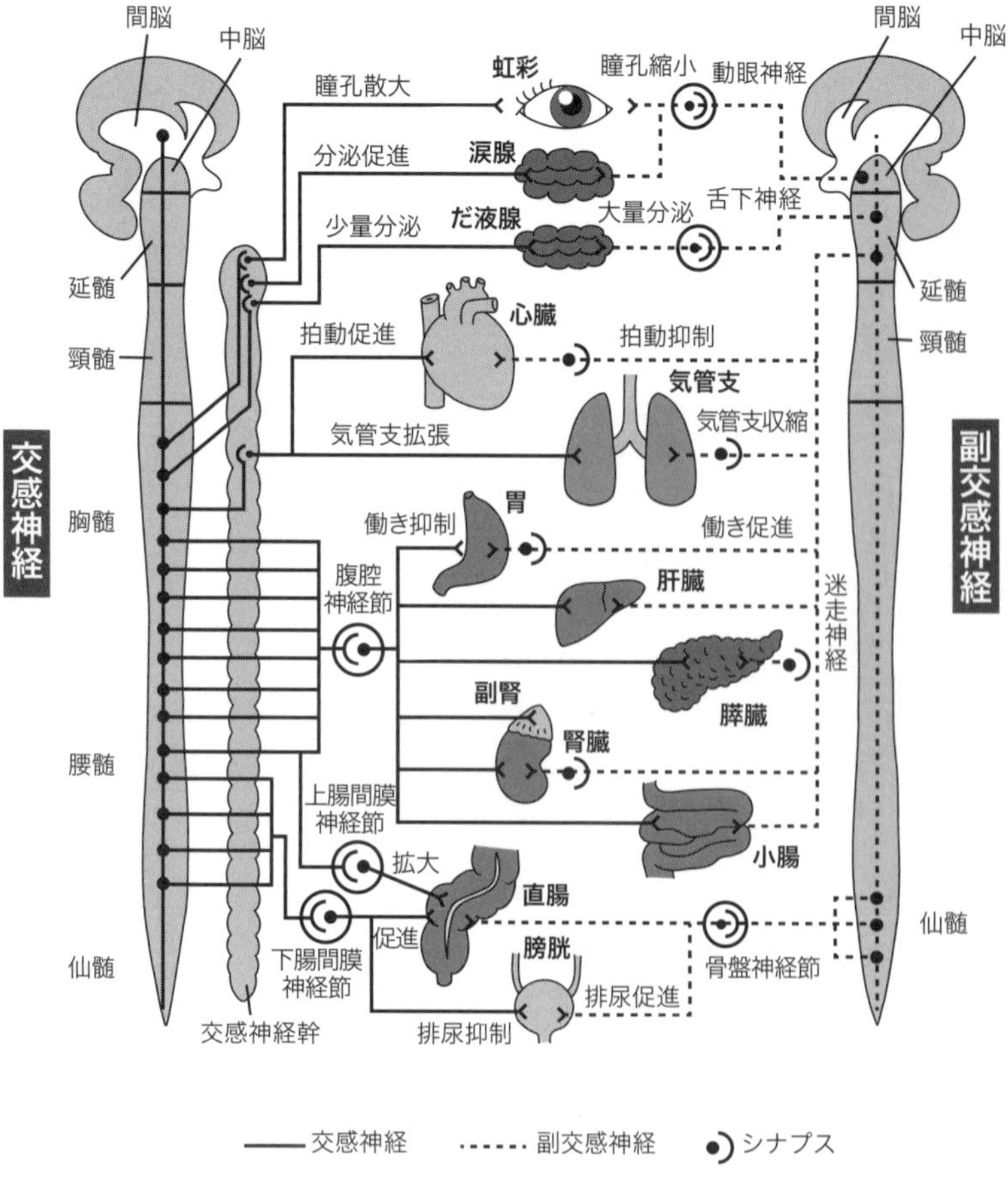
交感神経
副交感神経
間脳
中脳
延髄
頸髄
胸髄
腰髄
仙髄
交感神経幹
虹彩
瞳孔散大
瞳孔縮小
動眼神経
涙腺
分泌促進
だ液腺
少量分泌
大量分泌
舌下神経
心臓
拍動促進
拍動抑制
気管支
気管支拡張
気管支収縮
胃
働き抑制
働き促進
腹腔
神経節
肝臓
迷走神経
膵臓
副腎
腎臓
上腸間膜
神経節
小腸
拡大
直腸
促進
下腸間膜
神経節
膀胱
排尿促進
排尿抑制
骨盤神経節
交感神経
副交感神経
シナプス

自律神経失調症の通常の治療方法……薬（抗うつ剤、睡眠薬など）、カウンセリングなどによる治療が一般的です。抗うつ剤などはどんどん強くなり薬漬けになる傾向があります。

自律神経失調症の根本的な治療方法

「交感神経」が優位となることで、体調、内臓、気分的な状態が悪化しやすくなります。

自律神経系（交感神経）の神経を、椎間孔と呼ばれる出口で潰してしまっているので「脊椎調整」により、その圧迫を取り除く必要があります。この神経の圧迫は自然に治ることはほぼないため、脊椎をきちんと調整することよって神経を正常に戻さない限り、自律神経失調症の方は長期に渡り苦しんでしまうことになってしまいます。

とくに自律神経失調症で処方される薬で症状を緩和するという治療を続けると、徐々に強いものが処方されるため、副作用によって体調に影響が出てしまいます。

自律神経失調症を根本的に治すには必ず「脊椎調整」を行い、正確に神経の圧迫を取り除き、脳からの信号を正常にすることが唯一の根本治療となります。

「脊椎調整」を行い、自律神経系の機能が回復すると、身体的にも精神的にも正常に戻り、自律神経失調症から回復することができます。逆に根本的な治療ができない限り、自然に治ることはなく、症状はずっと続いてしまいます。

症例

三十代の女性。5年ほど前から体調が悪くなり始め、不眠症、胃腸の不調、動悸、息苦しさ、多汗症、精神的に不安定となり医療機関を受診。ストレスからくる自律神経失調症と診断された。睡眠導入剤や抗うつ剤などを処方され、数年服用。薬の副作用なども重なり、年々体調が悪くなり仕事も辞めて治療に専念する。

口コミで当院のことを知り受診されました。当院の検査により、頸椎から胸椎（背中）での圧迫が強く、神経の圧迫が疑われたため、すぐに頸椎と胸椎の調整を開始しました。通院から3回程度でまず睡眠が取れるようになり、通院ごとに症状は改善していきました。通院12回程度で、体調はかなり良くなり、薬は不要となり、15回～20回で症状はほぼ消失しました。その後定期的なケアにより体調は良好です。

②精神不安

- **うつ病**
- **パニック症**
- **適応障害**

これらを発症してしまう方は、年々増加傾向にあります。近年ではこのような症状を持つ若年層の患者さんが多く、珍しい病気ではないと言えます。

うつ病、パニック症、適応障害の症状はさまざまで、突然強い不安感に襲われたり、恐怖を感じたり、動悸、めまい、発汗、吐気、息苦しさ、震え、不眠、ホルモンバランスの乱れ、だるさ、無気力などの症状が出る場合もあります。

初期の場合は、発症の回数も少なく、症状が出ても短時間で消えてしまいますが、徐々にその発症頻度と時間が増加していきます。

精神不安の原因

パニック症、適応障害、うつ病の原因は、専門医によると、ストレス、過労、性格的な問題、遺伝的なものなどと言われますが、主な原因はそうではありません。

もちろん過度のストレスで、短期的になってしまうこともありますが、これらの病気は自律神経失調症の症状の中の一つで、自律神経系の交感神経が過度に優位となっている状態により引き起こされます。

交感神経優位な状態とは、ひとことで言うと心が「戦闘モード」になることで、緊張、興奮、攻撃的、不安、恐怖、怯えるなどの状態になります。通常なら乗り越えられることが乗り越えられない、普段気にする必要がないことがすごく気になるというように、気が張った状態が続いてしまうのです。

人間は通常、交感神経と副交感神経を脳がコントロールしてバランス良く正常に活動していますが、交感神経が過度に優位な状態が続くと心身のバランスをとることが難しくなり、精神的に不安定になってしまうのです。

精神不安の通常の治療方法……薬（安定剤など）での治療が一般的になります。

精神不安の根本的な治療方法

人間は交感神経優位の状態が続くと、精神的に不安定になっていくため、交感神経優位の状態を正常に戻す治療が必要となります。

交感神経が過度に優位となる原因は、自律神経系（胸椎の関係は交感神経）を脊椎で圧迫してしまうためなので、「脊椎調整」によりその神経の圧迫を取り除くことが唯一の根本治療となります。自律神経系（交感神経）は主に胸椎（背中）に出口があるため、「胸椎調整」を正確に行う必要があります。

うつ病、パニック症、適応障害などの病気は、医療機関では薬での治療となりますが、残念ながら薬では根本的な回復にはなりません。しかも、薬を長期で服用すると副作用によりさらに症状が出たり、身体への負担も大きく、体調を崩す結果となります。とくに抗うつ剤はとても強い薬なので、身体に大きな負担がかかります。

根本的に治療できるところが非常に少ないのは、まだ一般的にその根本的な治療についてそれほど知られていないからです。しかし、うつ病やパニック症は根本的に治すことができる病気です。

症例

六十代の女性。5、6年前から精神的に不安定な日が増えてきて、心療内科を受診。「うつ病」と診断される。不眠症もあるため、抗うつ剤と睡眠導入剤により治療。薬での治療を続けてもなかなか改善しない症状を抱え余計に不安になるばかり。仕事でのプレッシャーもあり、パニック症を発症することも増える。数年間、薬を使ったことで体調がさらに悪化し、内臓の機能も低下する。

当院に来院され、話を伺ったあと胸椎（背中）の調整を開始しました。通院5回目から不眠症の改善が見られました。通院から7回目にはパニックになることがなくなり、11回程度で不安感はなくなり自信がついてきました。15回目の治療を過ぎると、うつ的症状も気にならなくなり、その他の症状も回復していきました。その後は薬の服用も中止し、「脊椎調整」によるケアを続け、精神的にも身体的にも安定した状態を維持しています。

③ 動悸・過呼吸

- **動悸**
- **過呼吸**
- **息苦しさ**
- **頻脈**

これらの症状で悩んでいらっしゃる方はどの年代にも多く、症状が急に現れるので厄介です。循環器の医療機関で検査をしても心肺系に問題がない限りは、根本的な原因がわからない場合も多いのです。

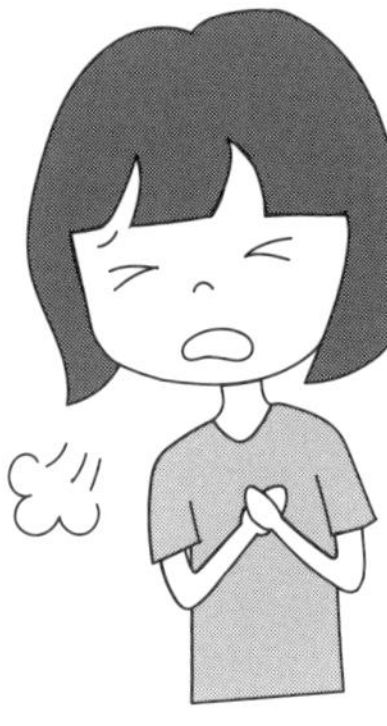

動悸・過呼吸の原因

動悸、過呼吸、息苦しさ、頻脈の原因になるのは、心疾患や肺疾患などがありますが、検査をして心臓や肺などに異常がなければ、あとは「自律神経失調症によるもの」と考えていいのです。

これらの症状は、交感神経が過度に優位な状態です。普通は、ストレス、更年期、歳や疲れのせいと言われるようですが、そうではありません。

自律神経系（交感神経）は、胸椎（背中）に神経の出口があり、身体の生命維持機能を任されている神経です。もちろん、呼吸や脈拍もすべて自律神経系がコントロールしています。しかし、その胸椎で圧迫やねじれがあり、神経を触ってしまうと交感神経優位となってしまい、呼吸や脈拍数を増やす必要がないのに、「呼吸数を増やせ、血液をもっと循環させろ」と誤った指令に変わってしまいます。これが「動悸」「過呼吸」「息苦しさ」「頻脈」の本当の原因です。

脳も身体も正常なのですが、途中で神経を圧迫してしまうことにより、伝わるべき情報が正しく伝わらないために起こるのです。

動悸・過呼吸の通常の治療方法……通常は薬で症状を抑える治療となります。

動悸・過呼吸の根本的な治療方法

過度に交感神経が優位な状態なので、自律神経系を正常に戻す必要があります。そのために、胸椎（背中）で圧迫してしまっている神経を「脊椎調整」を行って取り除くことにより、交感神経が興奮している状態を正常に戻すことができます。

動悸、過呼吸、息苦しさ、頻脈を薬で抑えることもできますが、根本的な治療ではないために薬に依存しなければなりません。本当は根本的に治すことができる症状です。

症例

四十代の女性。動悸と過呼吸を発症し、しばらく様子を見たが症状が改善することがなく、むしろ悪化してきたため、医療機関を受診。精密検査をしたが、心臓や肺などに問題はなく、原因はストレスではないか、と診断される。

医療機関を受診後すぐに当院を受診されました。通院3回目で症状は軽減し始め、6回目には過呼吸の症状は現れなくなり、8回目以降からは精神が安定してきて動悸の症状も完全に現れなくなりました。

④ 更年期障害

現代では「更年期障害」と診断される方が非常に増えています。

さらに比較的若い方にも多くみられ（若年性更年期障害）、近年増加している症状の一つとなっています。

症状としては、動悸、過呼吸、息苦しさ、多汗症、寝汗、不眠症、睡眠障害、頻尿、尿漏れ、精神不安定、うつ病、パニック症、胃腸の不調、ホットフラッシュ、ホルモンバランスの乱れなどさまざまな症状があります。

女性特有だったこの病気ですが、今や男性の「更年期障害」が増加傾向にあるといわれています。では、更年期障害の本当の原因はどこにあるのでしょうか？

更年期障害の原因

更年期障害は通常、ある年齢になると発症するとされていますが、実は歳は一切関係ありません。

更年期障害は、「自律神経失調症」の一つの症状です。もっと言ってしまうと、本当は

「更年期障害」と呼ばれる病気は存在しないのです。

更年期障害の症状は、そのほとんどが自律神経失調症の症状と同様で、交感神経が過度に優位な状態が続くことが原因です。交感神経が優位な状態になる主な原因は、年齢、性格、ストレスなどではなく、胸椎（背中）の椎間孔と呼ばれる孔から出てくる自律神経系（交感神経）を脊椎のねじれや圧迫により潰してしまっていることが原因です。自律神経系は神経を触ってしまうと基本的に交感神経が優位となってしまいます。これがしばらく続くと「更年期障害」と呼ばれるような症状が現れます。

つまり、「更年期障害」と診断されたら、その原因は、「ストレスや年齢によるものではない」と理解して下さい。

更年期障害の通常の治療方法……

症状によりますが、ホルモン剤投与、漢方薬、睡眠導入剤や安定剤などの薬での治療となります。

更年期障害の根本的な治療方法

更年期障害の原因は、交感神経が過度に優位となっている状態であるので、自律神経系を正常に戻す治療が必要となります。「脊椎調整」によって、胸椎で潰してしまった自律神経系の圧迫を取り除く治療を行います。

つまり、自律神経失調症と同様の根本治療ができれば、更年期障害は回復します。

更年期障害では、ホルモンバランスの影響を受けると言われていますが、皆さんが「更年期障害」と思っている症状のほとんどが自律神経失調症によるものです。ホルモンバランスの乱れの原因も自律神経失調症により乱れてしまうので、どちらにしても自律神経系を治すことが大切となります。

「更年期障害は歳だから治らない」ではなく、根本的に治る病気です。

症例

五十代の女性。5、6年前から体調を崩すことが増えて、動悸、息苦しさ、不眠症、精神不安定、ホットフラッシュ、多汗症などのさまざまな症状に悩まされる。いくつかの医療機関を受診するも原因がわからず、最終的には「更年期によるものでしょう」と言われ、漢方薬や薬による治療を開始。しかし、症状は年々悪化してしまう。仕事も休みがちになる。

当院を受診し、すぐに胸椎（背中）の調整を始めました。通院数回程度で症状に変化が出始め、通院5回目になると、ホットフラッシュや多汗症などの症状に改善が見られました。通院8回目からは、動悸や息苦しさもなくなってきたと喜ばれていました。12回目頃からは、睡眠が十分にとれるようになり、精神的に安定し、その後もケアを続け、症状が現れることなく仕事も順調に継続しています。

⑤高血圧

高血圧症は、三大成人病の最たるもので、ますます増加傾向にあり、高齢者を中心に多くの方が薬での治療をされています。

高血圧は、内臓や血管に負荷をかけ脳卒中や心筋梗塞など命に関わる重大な病気を引き起こす可能性を高めてしまいます。

では、どうしたら血圧を健康的に下げることができるでしょうか？

高血圧の原因

高血圧になる理由としては、「塩分の過剰摂取」が一般的に知られています。確かに塩分を摂りすぎることにより、血圧は上がってしまいますが、実はもう一つあまり知られていない主な原因があります。

それは、「交感神経優位な状態により血圧が上がる」ということです。つまり、高血圧は自律神経失調症の一つなのです。血圧はすべて自律神経系がコントロールしているからです。

・交感神経優位 ↓ 血圧を上げる
・副交感神経優位 ↓ 血圧を下げる

交感神経が優位な状態により血圧が高くなるので、よく言われているストレス、年齢、遺伝的なものは高血圧の直接の原因とはなりません。

高血圧の通常の治療方法……血圧を下げる薬（降圧剤）と食事制限や適度な運動を指示されます。

高血圧の根本的な治療方法

自律神経失調症により高血圧となっているため、胸椎（背中）の調整により交感神経優位な状態を正常に戻す治療が必要です。

胸椎で自律神経系（交感神経）を圧迫してしまうことにより交感神経が優位となっているので、その神経の圧迫を「脊椎調整」により取り除き、自律神経失調症を治します。自律神経系が正常に戻ると、副交感神経が高まり、血圧が下がっていきます。

もちろん、塩分摂取には気をつける必要があり、適度な運動も大切になります。しかし、自律神経失調症がある限り、いくら塩分摂取に気をつけても血圧は正常に戻ることはありません。薬を飲み続けることは内臓への影響が大きいため、根本的に血圧を下げることができれば薬も使わなくて済みます。

『血圧を下げる薬を服用し始めたら一生服用しなくてはいけない』と言われていますが、根本治療で血圧を下げることができれば薬を止めることができます。

症例

四十代の女性。10年くらい前から血圧が気になり始め、160／100mmHg で内科を受診し、降圧剤を服用し始めた。薬の作用により140／90 mmHgまで下がった。しかし、薬を飲み続けてもそれ以上に下がることはなく、血圧が高い日もあったので、さらに薬が増えることを恐れる。

知人の紹介で当院を受診し、胸椎（背中）の調整を始めました。通院して8回目頃から血圧に変化が現れ、血圧の低い日が続きました。通院12回程度で、平均125／80 mmHgとなりました。20回目の治療後の測定では、平均115／75 mmHgとなり、最終的には降圧剤を使わずに平均110／70 mmHgまで下げることができました。その後ケアを継続し血圧は安定しています。薬も止めることができ、体調も良好な状態を維持しています。

⑥不眠症・睡眠障害

不眠症や睡眠障害の方はとても多く、年々増加しています。不眠症の方の年齢層もとても幅広く、小さな子供から高齢の方までたくさんの方が悩む症状です。

不眠症は、ストレスが主な原因とされていますが、実際はストレスが原因なのでしょうか？

過度のストレスやショックなことがあれば、もちろん多少の期間は不眠症となることもありますが、数ヶ月〜数年以上も不眠症となると他に根本的な原因があります。

不眠症の原因

不眠症は、自律神経失調症の中の一つです。人間は、自律神経系の働きにより、寝たり起きたりをくり返していますが、自律神経失調症により交感神経が優位になってしまうと眠れなくなってしまいます。

寝る↓ 副交感神経
起きる↓ 交感神経

つまり、「不眠症は交感神経が過度に優位な状態」です。交感神経優位となってしまうのは、胸椎（背中）から出てくる自律神経（交感神経）が、脊椎のねじれや圧迫により、その神経を潰してしまうことが原因です。

自律神経系はその神経を圧迫することにより、交感神経が興奮してしまうのです。交感神経は「活動の神経」、つまり昼間の神経なのです。自律神経系が正常に働いている場合は、夜になると身体を休ませる副交感神経が優位となり眠ることができますが、交感神経が優位となっているため夜も眠ることができません。

脳が休めと指令を出していても、身体が起きている状態、ということです。これが不眠症の本当の原因です。

不眠症の通常の治療方法……薬（睡眠導入剤、安定剤）を処方される場合が多いです。

不眠症の根本的な治療方法

不眠症は自律神経失調症の症状の一つですので、「脊椎調整」を行い胸椎で潰してしまっている自律神経系（交感神経）の圧迫を取り除く必要があります。つまり、不眠症の根本治療は「脊椎調整により自律神経系を正常に戻す」、しかありません。

「脊椎調整」により潰してしまった自律神経が正常に戻ると、交感神経優位の状態から副交感神経が正常な状態に回復し、夜になると眠くなる、というサイクルに戻ることができます。

睡眠導入剤を飲むと眠れますが、根本的な解決にはまったくなっていません。薬で強引に寝かせているだけで、健康的に睡眠が取れているわけではありませんし、薬の副作用は非常に強いものです。薬での治療はお勧めできません。

不眠症を根本的に治すには、交感神経優位となっている状態を正常に戻すことです。

また、不眠症・睡眠障害は、自律神経失調症であるサインです。眠れないという問題だけではなく、身体の機能や内臓の機能も低下し、精神的にも不安定になってしまうとても危ない状態です。なので、根本的に治すことがとても大切です。

症例

七十代の男性。数年前から不眠症になり、ひどい日には一睡もできない状態。医療機関を受診し、睡眠導入剤を処方され服用。しかし、薬を飲んでも2、3時間しか眠れない日が続く。

その後、当院を受診され、頸椎と胸椎（背中）の調整をすぐに開始しました。施術5回目頃から少しずつ眠れる日が増加し、通院10回程度で5時間以上眠れる日があるまでに回復したため、睡眠導入剤の服用を中止しました。通院15回目以降では、睡眠導入剤なしで6時間以上の睡眠を取れるまでになり、それ以降はケアを続け、ほぼ毎日6時間から7時間の睡眠ができているとのことです。

近年、『睡眠』の大切さがメディアでもよく取り上げられるようになりました。睡眠を改善するためのサプリやドリンクも数多く店に並んでいます。また、多くの研究者が睡眠について研究しているようです。

しかし、睡眠障害になってしまう原因は、『胸椎で交感神経を圧迫し、交感神経が優位になっている』だけなのです。

パート3

首・腰・関節に関する症状

① 頸椎症・頸椎椎間板ヘルニア・首のトラブル

首のトラブルは誰にでも起こる身近なトラブルです。

症状はさまざまで、首の痛み、可動域制限、背中や肩の痛みやしびれ、肩こり、腕や手の痛みやしびれ、指や手の感覚異常、指先の冷え、握力低下などがあります。

レントゲンによるX線写真を見て、「ストレートネック」と言われたり、椎間板が薄くなっていて、「頸椎と頸椎の隙間が狭い」と言われることもあります。また、MRIなどの精密検査で「頸椎椎間板《けいついついかんばん》ヘルニア」であると診断される場合もあります。

これらは根本的に治すことができるのでしょうか？

首のトラブルの原因

肩、背中、腕、指を支配している神経は全て頸椎から出ていきます。ただし、脊髄から枝分かれして腕に出ていく際に、椎骨と椎骨の間の椎間孔と呼ばれる狭い孔を通らなくてはいけません。何の異常もなくその隙間に余裕があればいいのですが、頸椎にねじれや圧迫、もしくはヘルニアがあると、それにより椎間孔が狭くなり、神経に触ってしまいます。これが、腕や手のだるさ、しびれ、痛みなど神経痛の原因となります。つまり、頸椎で神経を潰してしまっていることが原因なのです。

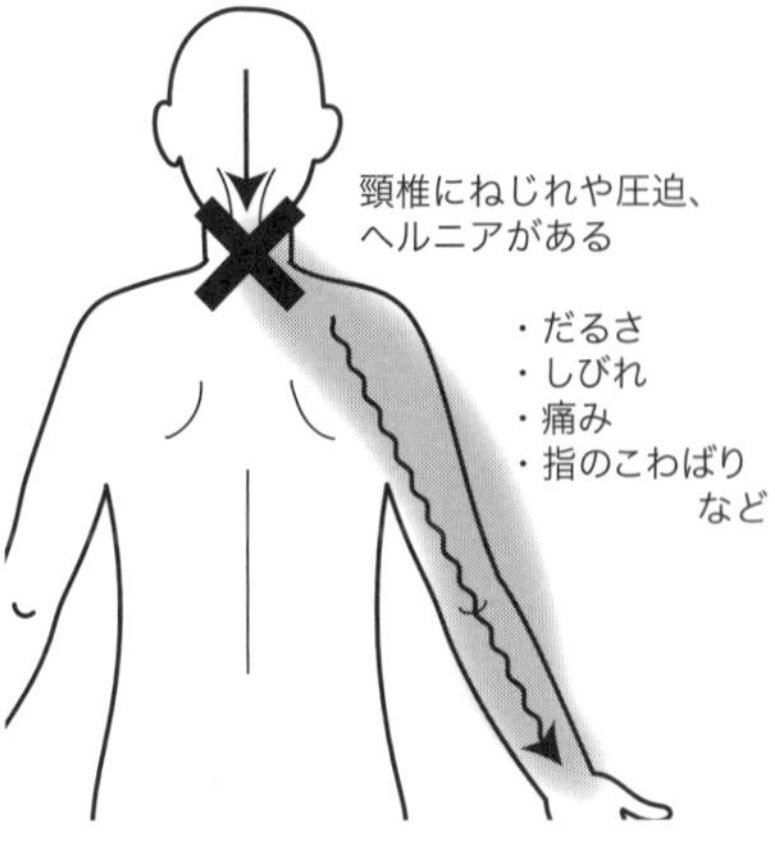

頸椎にねじれや圧迫、ヘルニアがある
・だるさ
・しびれ
・痛み
・指のこわばり
など

ストレートネックも、もちろん影響があります。しかし頸椎のねじれや圧迫が痛みの主な原因となります。

首のトラブル通常の治療方法……湿布、痛み止めの薬、ブロック注射、機械治療、頸椎牽引、マッサージなどが一般的な治療となります。

首のトラブルの根本的な治療方法

首のトラブル、腕や手の神経痛を根本的に治すには、「頸椎調整」を行い、頸椎のねじれや圧迫を回復させ、神経の圧迫を取り除く必要があります。

回復までの期間や「頸椎調整」の回数は、どのくらいの期間頸椎のねじれや圧迫があったかによりますが、頸椎の調整が正確に行われ、神経の圧迫を取り除くことができれば神経痛は根本的に回復します。

頸椎椎間板ヘルニアの患者さんも同様です。ヘルニアがあっても根本的な治療方法は同様で、「頸椎調整」により根本的に回復させることが可能です。

神経痛が強い場合、病院では手術を勧められることがありますが、「頸椎調整」ができれば手術は必要ありません。ただし、「頸椎調整」ができない場合は、どんな治療をしても根本的な回復は見込めません。**根本的な回復には「頸椎調整」が不可欠です。**

ストレートネックも「頸椎調整」による治療が可能です。

頸椎椎間板ヘルニアに関してもう少し詳しく説明しましょう。

ヘルニアとは、椎骨と椎骨の間にある軟骨（椎間板）が潰れて、その中にある髄核《ずいかく》というゼリー状のものが飛び出てしまうことを言います。この飛び出た部分が神経を触ってしまうので、腕の痛みやしびれなどの神経痛の症状が出ると一般的には考えられています。

しかし、実際はこのヘルニアのせいで神経痛の症状が出ている患者さんは、ほんのごく一部です。神経はとても柔らかいので、多少凸凹していても避けて収まることが可能です。

実は、「頸椎症」や「頸椎椎間板ヘルニア」と診断されている方のほとんどは、「頸椎にねじれや圧迫があり、椎間孔（椎骨と椎骨の間にある隙間）が狭くなり神経を潰してしまっている」ことが原因で症状が出ています。

どうして、それがわかるのか？

それは、「頸椎調整」を行い頸椎のねじれや圧迫を治すことで神経痛の症状が回復するからです。「頸椎調整」でヘルニア自体は治すことができませんが、頸椎のねじれや圧迫を取り除くことができます。

当院にも「頸椎椎間板ヘルニア」と診断された方がたくさん来院しますが、しっかりと「頸椎調整」ができるので、ほとんどの方が回復しています。

腕までの神経痛がひどい場合、手術を選択される方も多くいます。手術して改善すればよいですが、頸椎のねじれや圧迫は、その後の経過とともに数年で悪化してしまいます。もちろん、手術した直後もほとんど改善しない方や、逆に悪化する方もいるので手術はあまりお勧めできません。頸椎椎間板ヘルニアなどでひどい神経痛がある方は、通常は手術しか選択肢がありませんが、頸椎の調整ができればほとんどの場合、根本的に治すことができます。

症例

四十代の女性。数年前から右腕にしびれる違和感があった。それから数ヶ月ほどで、右腕から指先まで強い痛みとしびれが出る。握力も低下し始め、物を落とすことが増えた。知覚異常もあり、指で触ったモノの感覚も正確に判断できなくなり、箸が使えずスプーンで食事するまでになった。医療機関を受診し精密検査を受け、頸椎椎間板ヘルニアと診断される。痛み止めの薬と湿布で痛みを凌ぎ、ブロック注射と機械治療などにより治療を受ける。薬の力で痛みは多少緩和するも、症状は改善するどころか徐々に悪化。最終的に手術をするように勧められる。

その後、当院を受診しました。すぐに頸椎の5番、6番、7番の調整を始めました。通院4回目くらいから腕の痛みが軽減し始め、6回程度で、しびれも改善しました。10回目頃には腕の痛みとしびれはほぼ消失し、12回目以降では、指先の感覚も戻り箸も使えるようになりました。その後、握力も正常に戻り、腕に出ていた症状はすべて消失しました。

②肩・肘のトラブル

・テニス肘《ひじ》（上腕骨外側上顆炎《じょうわんこつがいそくじょうかえん》）
・ゴルフ肘（上腕骨内側上顆炎）
・五十肩（肩関節周囲炎）
・石灰沈着性腱板炎

肩や肘のトラブルは、これらの診断名が一般的によく知られるものです。

原因としては、「使いすぎだから」「歳だから」と医療機関で言われてしまうと思いますが、本当にそうでしょうか？

肩・肘のトラブルの原因

「テニス肘」や「ゴルフ肘」は通常は腕の使いすぎと診断されることが多いと思いますが、本当の原因は頸椎にあります。

腕の筋肉はすべて頸椎の神経が支配しています。腕を動かせるのは、脳の指令により腕の筋肉が収縮するからなのです。

しかし、頸椎で神経を圧迫してしまうと、情報が狂ってしまい、勝手に信号が発信され腕の筋肉が緊張してしまいます。そのため、腕の筋肉の付着部（肘の周囲）にストレスをかけ痛みが現れます。それが、テニス肘やゴルフ肘の痛みの本当の原因です。もちろん、過度に使うことも影響がありますが、頸椎に何のトラブルもなければ使っても肘に痛みが出ることは非常に少ないのです。頸椎にトラブルがあり、腕に少しでも張りがあると、ちょっと無理な動作をすれば痛みが出てしまいます。

「四十肩」「五十肩（肩関節周囲炎）」も通常は、その名の通り年齢のせいとされていますが、実際には、年齢とは関係ありません。

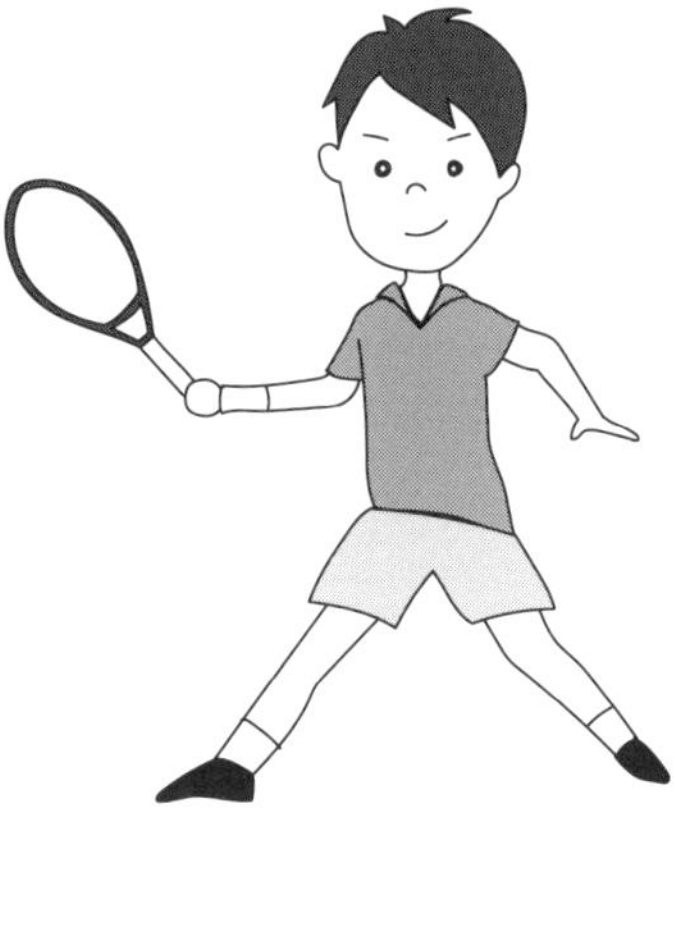

「肩関節周囲炎」も頸椎の神経痛により引き起こされます。肩や肩甲骨の周囲も全て頸椎の神経が支配しているため、頸椎で神経を圧迫することによる神経痛の痛みが肩や肩甲骨に出るのです。さらに、神経痛により肩甲骨周りの筋肉が緊張し、肩や肩甲骨の可動域制限が起き、年々肩が壊れていきます。

これが「四十肩」「五十肩」の本当の原因ですので、年齢とは一切関係ありません。

肩・肘のトラブルの通常の治療方法……湿布、痛み止めの薬や注射、サポーター、マッサージなどによる治療が一般的です。

♡ 肩・肘のトラブルの根本的な治療方法

テニス肘、ゴルフ肘、五十肩などは、全て原因が頸椎の神経痛によるものなので、頸椎の調整を行い、頸椎で潰してしまっている神経の圧迫を取り除く治療が必要となります。

テニス肘やゴルフ肘は、「頸椎調整」により頸椎での神経の圧迫を取り除いて、腕の筋肉の張りが消失した後に痛みが取れていきます。このように時間差があり、頸椎が治り少し経ってから肘の痛みが取れます。

五十肩の場合は、頸椎の調整に加え、肩関節、肩甲骨調整を行うことにより早期に改善が見られます。逆に肩や肩甲骨だけ治療をしていても根本的な回復は見込めません。

通常の治療（湿布、痛み止めの薬、注射、マッサージ）では痛みや症状の緩和にはなりますが、根本的な治療にはならず、痛みはずっと消えることはありません。しかも、年数が経つほど治すことが難しくなっていきます。

石灰沈着性腱板炎と呼ばれる、レントゲンのX線写真で肩関節周囲に石灰が写るものもありますが、実は石灰自体はあまり痛みの原因とはなりません。このような患者さんも多数来院されていますが、「頸椎調整」と肩関節・肩甲骨調整により回復しています。石灰が痛みの原因ではないので、痛みが回復してもX線写真では石灰は写ります。石灰は身体のどこにでもできる可能性があり、かなり大きくならない限り重大なトラブルにはなりません。肩が痛いと訴えてレントゲンのX線写真を撮った際にたまたま写るだけのことです。

症例①

六十代の男性。右肘に痛みを感じ始める。仕事は、機械の修理などで腕を使うことが多い。年々痛みが悪化していたので、医療機関を受診。テニス肘と診断され、痛み止めの薬と湿布にて治療。しかし、痛みが取れることはなく、当院を受診。

当院でさっそく、頸椎の5番、6番の調整を開始しました。通院5回程度で、肘の痛みが軽減し始め、8回目で仕事中でも痛かった肘が改善し、力仕事も可能になりました。11回の治療を行い、ほぼ全ての痛みと症状が消失しました。

症例②

五十代の男性。数年前から左肩に痛みを感じるようになった。痛みは徐々に悪化し、肩が上がらなくなる。夜も痛みがあり、寝返りが打てずに眠れない日も。肩を動かすと痛みが激しく仕事にも影響する。動かさなくても痛みが強い日も出てきたために医療機関を受診。「肩関節周囲炎（五十肩）」と診断される。湿布や痛み止めの薬などで治療するもまったく改善せず。

当院を受診し、頸椎5番、6番、7番の調整と、肩・肩甲骨の調整を開始しました。通院4回目で肩・肩甲骨の可動域が回復し始めました。通院7回目には、就寝時の寝返りが打てるようになるまで痛みは回復し、9回目で、可動域制限は完全に回復、肩の痛みもほぼ消失し、通院13回程度で肩の動きも問題なく、日常で痛みを感じることもない、良好な状態になりました。

③ 腰のトラブル

腰痛は多くの方が悩まされる痛みの一つで、腰痛や坐骨神経痛を持病としている方はかなりの割合で悩んでいると推定されます。

その原因は、二足歩行となった人間の宿命で、腰の負担が大きくなったこと、そして現代の人々の仕事のスタイルや生活習慣が関係していると考えられます。

- **ギックリ腰**
- **慢性腰痛**
- **腰椎椎間板ヘルニア**

- **腰椎分離すべり症**
- **脊柱管狭窄症**
- **変形性腰椎症**
- **腰椎分離症**

などの診断名を受けます。

腰のトラブルの原因

これらの病気は病名こそそれぞれ違うのですが、痛みや症状が出るメカニズムは全て同じです。

坐骨神経は腰部下部から出て、お尻、太ももの裏、ふくらはぎ、足の裏などを支配している神経です。腰椎下部の椎間孔と呼ばれる隙間から神経が出ていますが、その椎間孔という神経の出口の孔が狭くなるとその神経を圧迫してしまい、腰痛と坐骨神経痛が出てしまいます。

坐骨神経痛の症状は、お尻や太ももの痛みやしびれ、ふくらはぎの痛みやつり（こむら返り）、親指の痛みやしびれ、足の裏の痛みなどさまざまです。足底筋膜炎《そくていきんまくえん》、アキレス腱炎なども根本的な原因は坐骨神経痛によるものです。

股関節の痛みや太もも前面の痛みは、大腿神経痛と呼ばれ、腰椎の2番から4番の神経の圧迫が原因です。大腿神経痛が長引くと変形性股関節症になったり、膝関節のトラブルを引き起こしてしまいます。

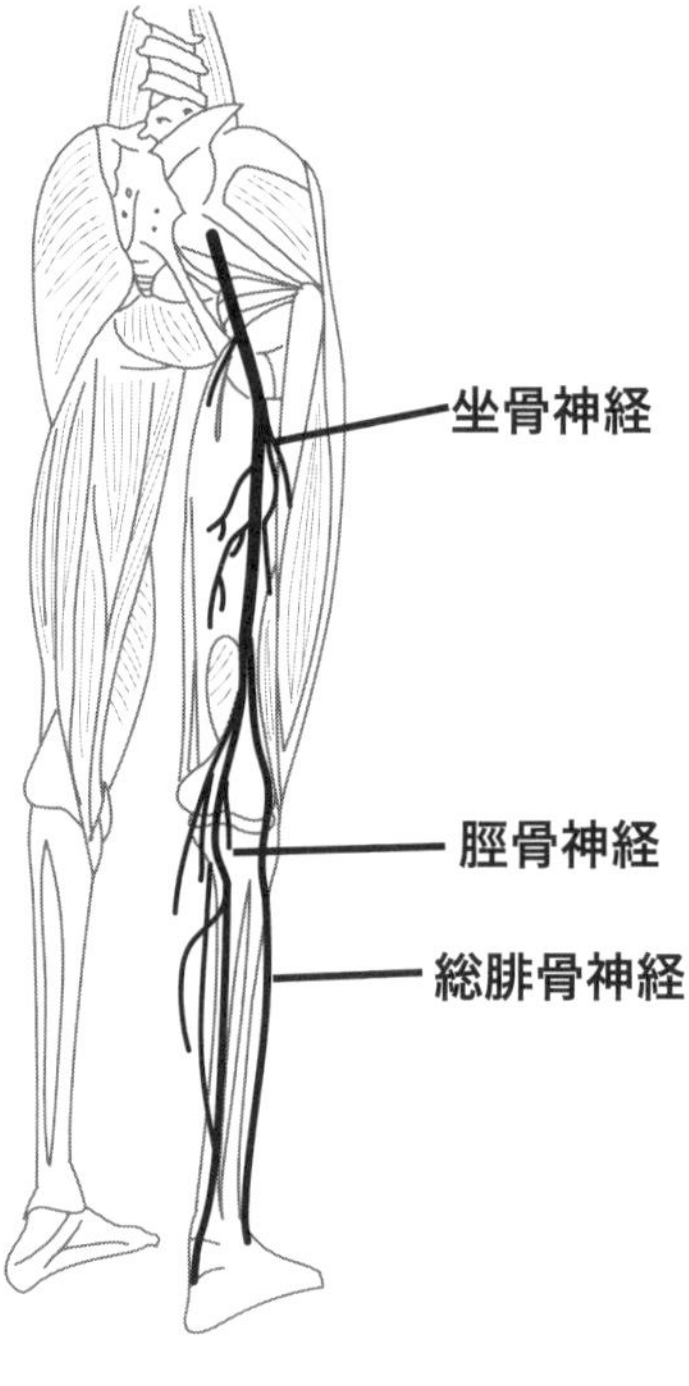

「ギックリ腰」は、慢性的に腰痛がある方や元々腰にトラブルがある方が、根本的な治療を受けていない場合に、あるキッカケで悪化する状態のものです。腰が正常な状態であれば基本的にはギックリ腰にはなりません。腰のトラブルを根本的に治さない限りギックリ腰を繰り返してしまいます。ギックリ腰になるということは、その前から腰が悪いことを示しているのです。

「腰椎分離すべり症」は、腰椎のずれが痛みの原因ではなく、ずれたことにより椎間孔の隙間が狭くなり、神経を圧迫してしまうことが痛みの原因です。

「腰椎椎間板ヘルニア」も同様で、ヘルニア自体が痛みの原因ではなく、神経を圧迫してしまうことが全ての原因なのです。

「脊柱管狭窄症」は、脊髄を通っている太い管（脊柱管）が、腰椎の変形などにより狭くなり、脊髄を圧迫してしまうと言われています。しかし、ほとんどの方は脊柱管で脊髄を圧迫しているのではなく、腰椎と腰椎の間（椎間孔）で神経を潰している症状が出ているだけです。つまり、脊柱管狭窄症ではなく、本当は「椎間孔狭窄症」といえるでしょう。もちろん腰椎の変形が強く、脊柱管がかなり狭くなってしまっている方は脊髄圧迫の症状が出ることもあります。しかし、脊髄はとても柔らかく、多少凸凹していても逃げることができます。画像診断で脊柱管が狭くなっていても症状が出ない方も比較的多いですが、椎間孔は狭くなると簡単に神経を潰してしまいます。脊柱管狭窄症と診断を受けた方のほとんどが、実は椎間孔狭窄症だと思ってくださ

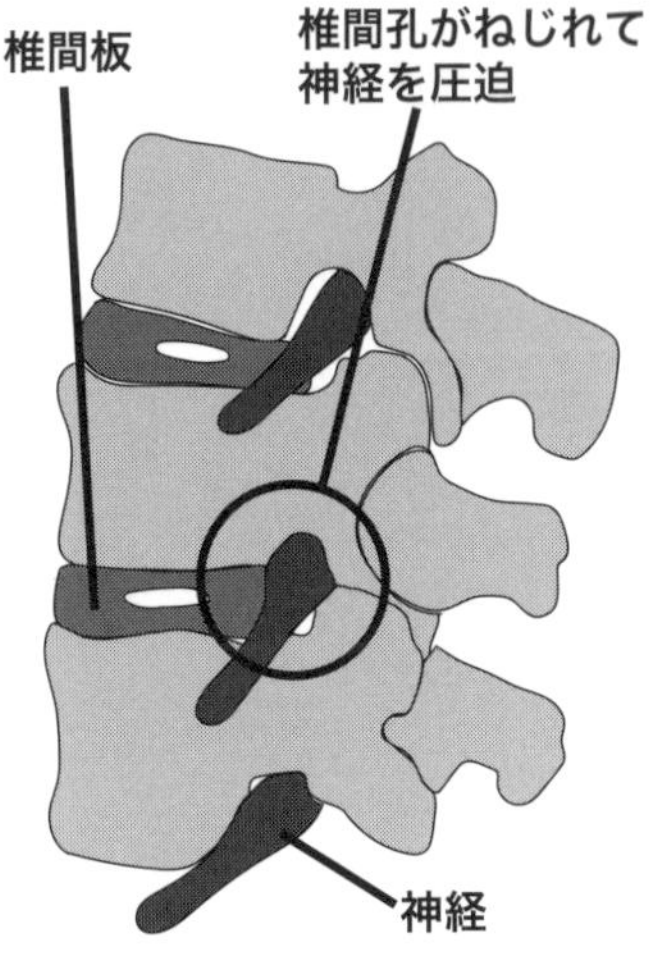

い。

「変形性腰椎症」は、年齢とともに椎間板が潰れて、徐々に腰椎が変形し始めます。実は変形自体はそんなに痛みは伴いません。変形することにより腰椎の変形が進み、椎間孔が狭くなっていきます。そのため、神経の圧迫が始まり痛みが出始めるのです。変形は、若いときに腰部への負担が大きいものを「腰椎調整」により治療しないままにしたり、腰部の筋緊張を長期で放置してしまった場合は、変形の悪化する速度が非常に速く高齢になってから苦労する結果となります。

腰椎分離症も同様で、腰椎の分離による痛みはほとんどありません。たまたま腰痛がある方のレントゲンを撮ったときに画像上写るだけで、分離していること自体は原因にはなりません。腰痛は、基本的に腰椎で神経を圧迫していることが原因となります。

腰のトラブルの通常の治療方法……湿布、痛み止めの薬、ブロック注射、マッサージ、機械治療が基本的な治療となりますが、最悪の場合は手術となります。

♡腰のトラブルの根本的な治療方法

腰痛、腰椎椎間板ヘルニア、腰椎分離すべり症、脊柱管狭窄症などを根本的に治療するには、腰椎の調整を行い、腰椎と腰椎の間から出てくる神経の圧迫を取り除く必要があります。神経の圧迫を取り除くことができれば、腰の痛みや坐骨神経痛などの症状は全て消失します。

腰のトラブルで最も重要な点は、**「腰椎と腰椎の間にある孔（椎間孔）が狭くなって神経を潰すことで痛みや症状が出ているので、腰椎の調整を行い、その神経の圧迫を取り除く必要がある」**ということです。逆に言えば「腰椎調整」が正確にできなければ治ることはありません。

長年かけて潰れてしまった腰ほど「腰椎調整」に手間がかかりますが、少しずつ回復させることができます。腰椎椎間板ヘルニアでも、腰椎の調整により神経の出口を広げることで腰痛や神経痛を取り除くことができます。

変形性腰椎症と診断された方の多くが、「腰椎調整」で神経の圧迫を取り除くことにより、痛みや症状が改善・回復しています。変形してしまった腰椎を元に戻すことはできませんが、調整により腰椎と腰椎の間の圧迫は取り除くことができます。

強い腰痛があったり、坐骨神経痛があっても、病院でレントゲンやＭＲＩなどの精密検査をしても画像上特別な原因が見当たらず、異常がないと診断されてしまう方もいます。

しかし、原因のない痛みや症状はありません。必ず腰痛にも坐骨神経痛にも必ず原因があります。

では、なぜ強い腰痛や坐骨神経痛があるのに画像では異常がないのでしょうか？

その理由はシンプルで、全てが見えないからです。最近の画像診断の技術はとても向上していますが、細かいところが全てが見えるわけではありません。椎間板の厚みや、椎間板ヘルニアなどはある程度はっきり見えますが、一番の問題である神経の出口の圧迫はほとんど見えません。そのため画像では異常がないと診断されてしまうことがとても多いのです。もしくは、画像で異常が発見されたとしても、今出ている痛みや症状の本当の原因がそこではない可能性もあります。

繰り返しますが、**原因のない痛みや症状はありません**。ただし、その原因がわかったとしても「腰椎調整」ができる医療機関がほとんどないため治すことはできません。腰椎牽引器も良いのですが、機械で引っ張っているだけでは根本の回復は困難です。もちろん、湿布、痛み止めの薬、ブロック注射などをしていても痛みを誤魔化しているだけで治ることはありません。また、手術は数年後の経過が非常に悪いためお勧めしません。

症例①

三十代の男性。デスクワークで一日中座っている毎日。数年前からギックリ腰を繰り返し、徐々に症状は悪化。お尻からふくらはぎにかけて痛みやしびれが出始める（坐骨神経痛）。痛みやしびれで座っていることができなくなる。医療機関を受診し、MRIでの画像診断で腰椎椎間板ヘルニアと診断され、湿布と痛み止めの薬をもらい、あまりにも痛みが強いときはブロック注射を打つ日々が続く。電気治療や牽引治療、マッサージなども受けるが、そのとき少し症状が緩和するもののほとんど改善が見られず。それどころか、痛みやしびれは徐々に悪化していき、脚のつる頻度も増加。

当院を受診し、すぐに腰椎の調整を開始。通院から5回目で、ふくらはぎや太もものつりは激減したとのことです。通院8回程度で、お尻からふくらはぎの痛みとしびれが緩和され、11回目では脚の症状はほぼ消失しました。通院13回目以降では、腰・脚ともに痛みやしびれがなくなったと報告されました。

症例②

七十代の男性。もともと腰痛があり、マッサージや湿布などで何とか乗り切っていた。しかし、七十代になり症状や痛みが悪化。股関節やお尻、足の指まで痛みが出始め、しびれも増加し長時間歩けない。こむら返りも頻繁に起き、膝やアキレス腱まで痛みが出る。医療機関を受診すると、腰椎の変形も進んでおり脊柱管狭窄症と診断を受ける。治療は湿布や痛み止めの薬、機械治療などのリハビリを行ったが改善することはなかった。

当院を受診し「腰椎調整」を開始しました。変形が進行していたため潰れている椎間孔が開き始めるまでに少し回数がかかりましたが、通院から8回程度でこむら返りが、10回程度では股関節と足先の痛みとしびれが回復しました。13回程度で腰の痛みが少しあるものの脚の痛みや症状は消失。一度に歩ける距離も倍増し、丸まった姿勢も改善されました。

④こむら返り・脚のつり

夜中や朝方にふくらはぎがつる（こむら返り）、太ももがつる、歩いていると急に脚がつる、足の裏の筋肉がつる、足の指がつるといった症状で悩まれている人も少なくありません。これらは比較的、高齢になるにつれて現れる症状です。

こむら返り、脚のつりの原因

こむら返りや脚の筋肉がつる原因は、老化や疲れのせいではありません。また、水分不足でこむら返りが起きると一般的には信じられていますが、それも間違いです。「こむら返り」は坐骨神経痛の一つの症状で、腰椎で神経を圧迫してしまっていることが本当の原因です。

脚の筋肉は全て腰椎から出てくる神経が支配しています。通常、脳から「脚のここの筋肉を縮め、脚を動かせ」という指令が出て、その信号を神経が脚の筋肉まで伝えることにより脚を動かすことができます。

しかし神経が途中で潰れていると、信号が正常に伝わらなかったり、間違った信号が伝達されてしまいます。腰が悪く、腰椎で神経を潰してしまっていると、脳が指令を出していないのに、腰の神経から「縮め」と間違った指令が出て、自分の意思と関係なく脚の筋肉が縮んでしまいます。これが、こむら返りや脚がつる本当の原因です。

ふくらはぎの筋肉は、腰椎5番の神経（坐骨神経）が支配しています。つまり、腰でその神経を圧迫してしまい、勝手に信号が筋肉に伝わり、自分の意思とは関係なく、ふくらはぎの筋肉が収縮してしまうのです。

こむら返り、脚のつりの通常の治療方法……薬、水分補給などが一般的な治療です。

こむら返り、脚のつりの根本的な治療方法

腰椎で神経を潰してしまっていることがこむら返りや脚のつりの原因なので、腰椎の調整を行い、腰椎の神経の圧迫を取り除く治療が必要となります。

当院でも腰の治療で来院される方が多いですが、腰が悪い方はよく、こむら返りや脚のつりを訴えます。しかし、「腰椎調整」で腰が治ってくると、こむら返りは自然と消えていきます。

歩いていて、脚がつったり疲れやすいのも腰からの神経痛が原因なので、腰椎の調整が必要です。確かに脱水の状態だと筋肉はつりやすくなりますが、極度の脱水でないかぎり筋肉がつることはありません。みなさんが通常経験している脚のつりはほとんど神経痛なのです。

運動選手も同様です。運動中にふくらはぎや太ももがつってしまうアスリートもいますが、腰が少しでも悪いと脚の筋肉はつりやすくなりますし、この状態で運動を続けると肉離れなど怪我を起こしやすくなります。また、筋肉に張りが出やすい状態では運動のパフォーマンスが著しく低下してしまいます。

症例①

七十代の男性。もともと腰が悪く、ギックリ腰を繰り返していた。年々悪化し、脚にしびれが出始めた。それと同時に夜中や朝方にふくらはぎがつる（こむら返り）回数が増加。昼間でも急にふくらはぎや太ももがつることもあり、医療機関を受診。漢方薬をもらい、あとは水分をしっかり摂取するように指導があった。その後、こむら返りの回数は改善せず、むしろ少しずつ増加する。

当院を受診され、腰椎の調整を開始しました。通院5回目からこむら返りの回数が減少し始めて、通院7回程度では昼間の太ももやふくらはぎのつりが解消したと報告されました。通院して10回目で夜中や朝方のこむら返りがほぼ解消しました。

症例②

十五歳の男性。小学生の頃から野球をしており、中学ではクラブチームで活動。小学生の頃から練習中や練習後に膝やふくらはぎが痛くなることがあり、中学生になるとその頻度が増加。さらにベースランニングなどのときに脚がつってしまう。その後、練習から帰る自転車でも太ももやふくらはぎがつることが増加したため、医療機関を受診し、検査を受けたが原因不明とされる。

当院を受診し「腰椎調整」を開始しました。通院3回目で膝やふくらはぎの痛みが減少し、通院6回程度で、練習後の太ももやふくらはぎのつりが解消しました。通院7回目で、ベースランニング時の太ももとふくらはぎのつりも消失。それ以降は、練習中や練習後につることはなくなり、パフォーマンスも向上したと報告を受けました。

⑤ 膝の痛み・膝関節のトラブル

- **怪我による膝の痛み**
- **ジャンパーズニー（スポーツ選手の膝痛）**
- **変形性膝関節症**
- **原因不明の膝の痛み**
- **オスグッド病（成長期の子供の膝の痛み）**

など、膝のトラブルは非常に多く、子供からご高齢の方まで苦しむ症状の一つです。

膝の痛み・膝関節のトラブルの原因

交通事故、転倒、スポーツ中に相手と接触したなど明らかな原因がある場合には、靭帯や半月板の損傷が考えられるので適切な固定、リハビリなどの治療が必要となります。

スポーツ選手に多い膝の痛みとして、ジャンパーズニーと呼ばれるものがあります。これは太ももの筋肉（大腿四頭筋）が硬くなった状態で運動することにより、大腿四頭筋の付着部やお皿の上部にストレスがかかり痛みが出るものです。

変形性膝関節症は五十代以降の方に多い膝のトラブルで、主に膝内側の圧迫が強くなり膝関節が変形する病気です。この原因は、主に大腿四頭筋の筋緊張と筋力低下によるものです。

膝に痛みがあり、レントゲンやＭＲＩなどの検査をしても異常がないとされることも多くあります。この場合、ジャンパーズニーや変形性膝関節症と同様で、大腿四頭筋の筋緊張と筋力低下により膝関節やその周囲に負担がかかり痛みが出てきます。

つまり、怪我以外での膝のトラブルは全て太ももの筋肉の状態が悪いことが原因だと思って下さい。

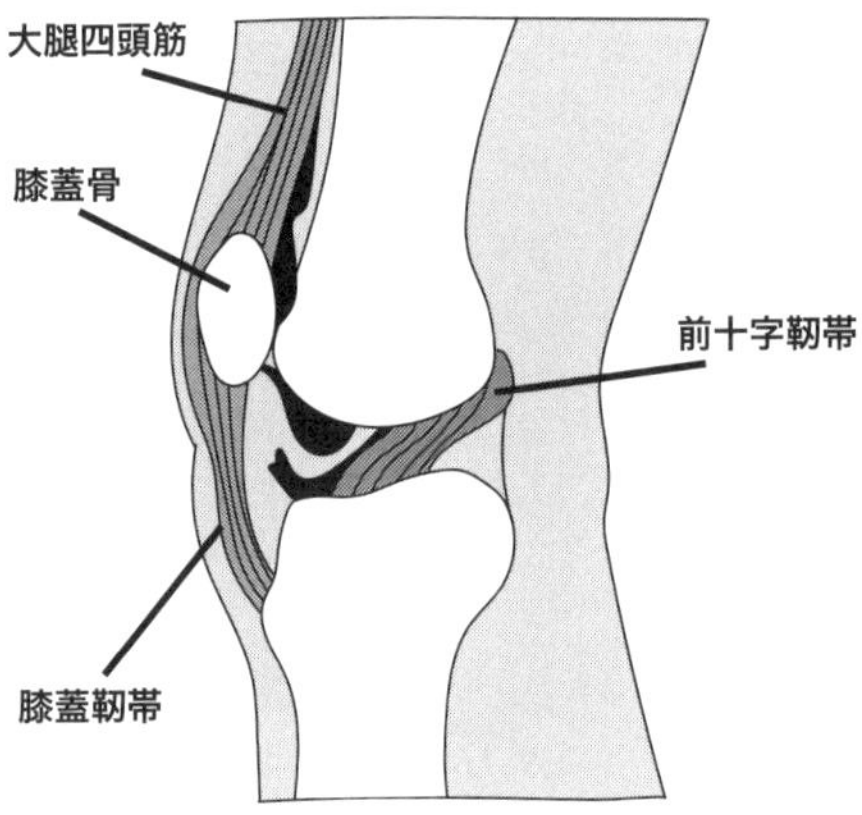

膝の痛み・膝関節のトラブルの通常の治療方法……湿布、痛み止めの薬、ヒアルロン酸注射、サポーター、マッサージなどで治療します。

♡膝の痛み・膝関節のトラブルの根本的な治療方法

膝の怪我の場合、固定が必要なときにはギプスやシーネなどで固定し、その後適切なリハビリを行います。完全に回復するまで適切にサポーターを使うことにより効果はあります。湿布や痛み止めの薬などは根本的な治療にはなりません。

ジャンパーズニーなど運動選手に多い膝の痛みや、変形性膝関節症、その他の原因不明の膝の痛みの根本的な治療には、「腰椎調整」が必要となります。これらの膝のトラブルは太もも（大腿四頭筋）の筋緊張や筋力低下が原因でありますが、この大腿四頭筋の筋肉を支配している神経は腰椎から出ていきます。腰椎で圧迫があり、その神経を少しでも潰してしまうと、大腿四頭筋の筋緊張と筋力低下が始まり、その影響が膝関節に現れます。そのため、怪我以外で膝にトラブルがある場合、もともと腰椎で神経を圧迫してしまっていると考えられます。

ジャンパーズニーや変形性膝関節症など膝に痛みがある場合、腰椎の調整を行い神経の圧迫を取り除く治療をすることが必要となります。また、膝関節と大腿四頭筋を緩める調整治療を同時に行います。

変形性膝関節症の方は、さらに膝関節内側の圧迫を取り除く調整が必要となります。整形外科などではヒアルロン酸注射を行いますが、ヒアルロン酸が足りなくて変形性膝関節症になっているわけではないので、注射での根本的な回復は困難です。

また、関節軟骨や半月板などの軟骨は現在の医療では再生させることは不可能です。もちろん、軟骨成分を摂取しても軟骨ができるはずもありません。さらに、軟骨が潰れてしまっていても腰椎の調整と膝関節の調整により、膝の圧迫を取り除き、痛みも可動域も回復させることはできます。

膝のトラブルを根本的に解決するには、「腰椎調整」を行い、神経の圧迫を取り除き、太ももの筋肉の緊張と筋力低下を改善させることが必要となります。

症例①

十六歳の男性。サッカークラブで活動している選手。膝周辺に痛みが出始める。医療機関を受診すると「ジャンパーズニー」と診断され、湿布を処方される。湿布で治ることはなく、当院を受診。

大腿四頭筋（太ももの前面）の緊張が強く、膝の可動域も制限されていたので「腰椎調整」と膝関節調整を開始しました。通院3回目から膝関節の可動域が改善しました。通院6回程度で膝関節の可動域制限はなくなり、膝の曲げ伸ばしの痛みは消失し、8回目以降には、太ももの張りもなくなり、ランニングも可能になりました。10回の治療後は、膝関節の痛みは完全に消失し、サッカーの練習に復帰できました。

症例②

七十代の女性。膝の内側の痛みが年々悪化し、階段も手すりを使い一段ずつ上り下りをする状態。歩行時も痛みが悪化し始め、数ヶ月後には足を引きずって歩行しなければならず医療機関を受診。画像診断で、膝内側の隙間がなくなっているのを確認、変形性膝関節症と診断される。ヒアルロン酸注射を何度か打ち、湿布も毎日貼ってはいたものの症状や痛みはまったく改善せず。

当院を受診され、「腰椎調整」と膝関節調整を開始しました。5回の治療で膝関節の可動域は改善し始め、歩行時の痛みも軽減されました。通院8回目で通常の歩行時の痛みは消失し、膝の曲げ伸ばしの痛みも完全に消失、可動域制限も回復しました。13回の治療で、階段の上り下りもできるようになり、正常な歩行に戻りました。

⑥腱鞘炎・ばね指

・腱鞘炎《けんしょうえん》（ドケルバン病など）

・ばね指（弾発指）

腱鞘炎は指や手首を動かすときに痛みやこわばりが出るドケルバン病が有名です。ばね指は、指を曲げたとき、伸ばすときに引っかかりが出るものです。最悪の場合、指が曲がったまま、伸びたままになってしまいます。

腱鞘炎・ばね指の原因

腱鞘炎もばね指も、通常は使いすぎと言われますが、急激に相当な負荷がかからない限りは、頸椎からの神経痛が本当の原因です。腕の筋肉を支配している神経は頸椎から出ているので、頸椎で神経を圧迫してしまうと、神経痛の影響で腕の筋肉が緊張します。筋肉が緊張した状態が何ヶ月も続くと、筋肉の先にある腱に負担がかかり、いずれ腱鞘炎となってしまいます。頚椎に問題がなく神経を潰していなければ基本的には腱鞘炎にはなりません。指の動きに関係する腱の炎症が続くと、腱や腱鞘の腫れがひどくなり、いずればね指となります。ばね指とは、指の曲げ伸ばしのときに引っかかってしまう厄介な症状です。

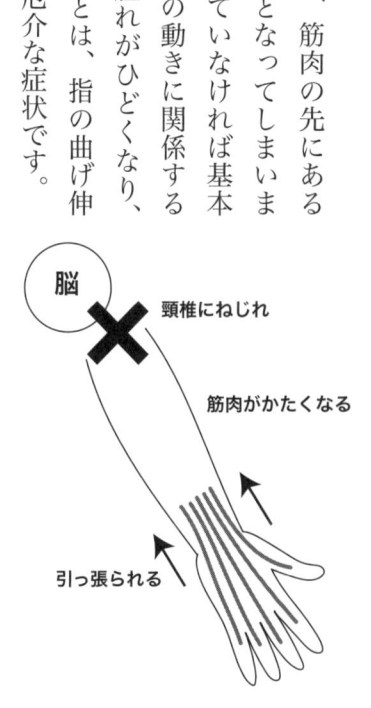

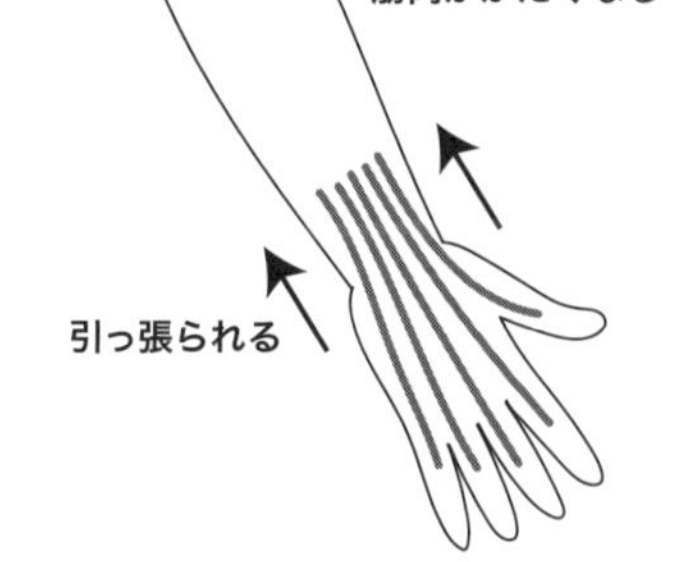

腱鞘炎・ばね指の通常の治療方法……湿布、痛み止めの薬・注射、最悪の場合は手術となってしまいます。

腱鞘炎・ばね指の根本的な治療方法

頚椎の神経痛が原因で、腕の筋肉が緊張するために腱鞘炎やばね指を発症してしまうので、「頚椎調整」を行い、頚椎で潰してしまった神経の圧迫を取り除く治療が必要となります。「頚椎調整」により腕の筋肉の緊張がなくなってくると、腱の負担が減り、時間とともに腱鞘炎やばね指の症状が消えていきます。注射や手術で治療しても、頸椎からの神経症状を残しておくと、いずれまた同様な症状が現れるので、根本的な治療をすることが大切です。その後、「頸椎調整」によるケアを続けるとともに、腕の筋肉のストレッチをすることにより腱鞘炎やばね指の予防ができます。

また、ヘバーデン結節などの指の変形性関節症も実は同様のメカニズムで起こります。頸椎での神経の圧迫を放置し、腕の筋肉の緊張をそのままにしておくと、腱にずっとストレスをかけ続け、指の関節が壊れていきます。その繰り返しにより、指の関節が変形していきます。少しでも若いうちに「頸椎調整」を行い、腕の筋肉の緊張を取り除いておくことがとても重要です。

症例

六十代の女性。10年以上前から指や腱に痛みがあったが、手をよく使う仕事を長年やっていたので、その影響であると考え我慢していた。年々痛みが悪化し、ついに医療機関を受診したところ腱鞘炎と診断された。指の曲げ伸ばしのときに少し引っかかりもあったため、ばね指にもなりかけていた。医療機関ではステロイドの注射を打っていたが、引っかかりは改善しないうえに、ステロイドに不安を覚えて注射は止める。

いくつか医療機関を受診したそうですが、同様の治療だったため当院を受診されました。頚椎の調整を開始し、腕の筋肉の張りも強かったため、毎日やっていただくストレッチも指導しました。通院6回程度で、指の曲げ伸ばしが改善しました。8回程度で曲げ伸ばしのときの痛みも軽減し、10回治療を受けると引っかかりも改善、日常生活での痛みはなくなりました。12回以降では、曲げ伸ばしの痛み、引っかかりともに消失しました。

⑦ むち打ち

交通事故は、毎年30万件以上発生している比較的身近なものです。自分が注意して運転していても追突されたり、横から衝突されたり、事故は突然起こります。当院でも交通事故による怪我、「むち打ち」で多くの患者さんが来院されています。

さて、この「むち打ちの後遺症で苦しんでいる」ということはよく耳にすると思いますが、どうして治らないのでしょうか？

むち打ちは、症状も多く、首の痛み、ハリ、頭痛、めまい、吐き気、可動域制限、腕のしびれ、痛み、だるさ、胃腸の不調、不眠、背中の痛み、しびれ、肩こり、自律神経の乱れなどがあります。症状は、患者さんにより実にさまざまで、つらさもそれぞれに違います。なぜこのような症状に苦しめられるのでしょうか？

むち打ちの原因

自動車での追突事故やスポーツでの衝突で、強い衝撃により頭が激しく動き、首に大きな負荷がかかると捻挫の状態になります。首は多くの関節を持っていて、その関節に急激な負荷がかかると、関節の可動域の限界を超え、関節の周りにある靭帯や関節包が損傷します。これが「むち打ち」といわれるもので、この靭帯や関節包の損傷は時間とともに修復されます。ただし、むち打ちの一番の問題点はそこではなく、「頸椎のねじれ」です。

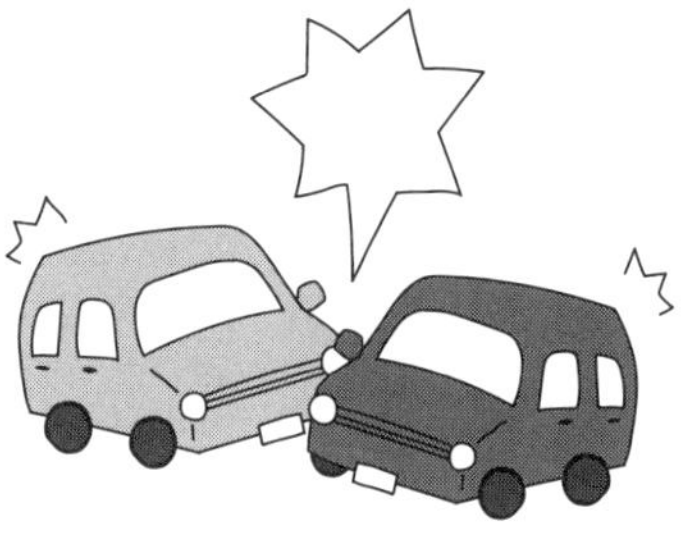

事故の際、頭が振られた衝撃で頸椎に異常なストレスがかかり、頸椎にねじれが生じます。頸椎にねじれが生じると、頸椎と頸椎の間にある孔（椎間孔）が狭くなってしまいま

す。椎間孔から神経の束が出ていく孔が狭くなると、そこで神経を圧迫してしまい、神経が伝える信号が遮断されるので、さまざまな症状が現れます。

頸椎からは右に8本、左に8本、計16本の神経が出ています。その1本1本に支配している身体領域と役割があります。例えば、頸椎2、3番目の神経は頭皮の知覚を脳に伝える役割をしているため、頸椎2、3番の神経を潰してしまうと頭痛が起きます。また、指先に痛みやしびれが出てしまった方は、頸椎5番～8番の神経の圧迫が考えられます。その他の症状（めまい、吐気、不眠、自律神経失調症など）は、全て神経の圧迫によるものです。むち打ちの後遺症に悩むのは、「神経の圧迫」と考えて下さい。

むち打ちの通常の治療法……湿布、痛み止めの薬、ブロック注射や鎮痛剤、マッサージ、頸椎牽引、電気治療などが一般的です。

むち打ちの根本的な治療法

むち打ちを根本的に治すためには、頸椎のねじれを取り除くしか方法がありません。そのため、「頸椎調整」が不可欠です。頸椎の調整により、ねじれてしまった頸椎を治し、神経の圧迫を取り除きます。神経の圧迫が消失することで症状は回復します。「頸椎調整」を正確に行うことで、むち打ちの後遺症を残さず根本的に治療することができます。

むち打ちの症状で医療機関を受診すると、まずレントゲン検査をします。さらにＭＲＩ検査まで受ける方もいらっしゃいます。しかし、痛みや症状があっても、異常なしと画像診断されるのはなぜでしょうか？

それは、レントゲン画像では、首の弯曲や椎間板の厚みくらいしか見えないからです。ＭＲＩでも細部は判断しにくく、とくに数ミリ単位での頸椎のねじれは画像には写ることがないため、異常がないと判断されます。また、ねじれがあって神経を圧迫していることがわかっても、そのねじれを治す技術がなければ治すことができません。

交通事故によるむち打ちは、頸椎の神経の圧迫によりさまざまな症状・痛みが出ます。神経の圧迫を取り除くためには「頸椎調整」が必要です。頸椎の調整により、頸椎のねじれや圧迫を取り除き、潰してしまった神経を正常に戻すことで回復します。むち打ちによる後遺症の症状は、頸椎のねじれや圧迫を「頸椎調整」により取り除く必要がありますが、普通の医療機関ではその「頸椎調整」ができないために症状が残ってしまうのです。

課題は、頸椎を正確に調整ができる医療機関がまだほとんどないことです。「脊椎調整」

ができる先生方が増えていけば医療は変わります。

⑧ 顎関節症

顎関節症《がくかんせつしょう》は、顎《あご》の関節部に痛みが出るもので、口を開けるときや食べ物を噛むときにとくに痛みが出ます。悪化してしまうと、痛くて口がほとんど開けることができなくなったり、顎の関節部で「ガクッ」とクリック音が出始めます。子供からご高齢の方まで、年齢に関わらずこの症状に悩まされています。ある日突然、顎関節症になってしまう場合もあります。顎関節症の原因は、「歯の噛み合わせが悪い」「精神的なストレス」などと言われていますが、実際にはどうでしょうか？

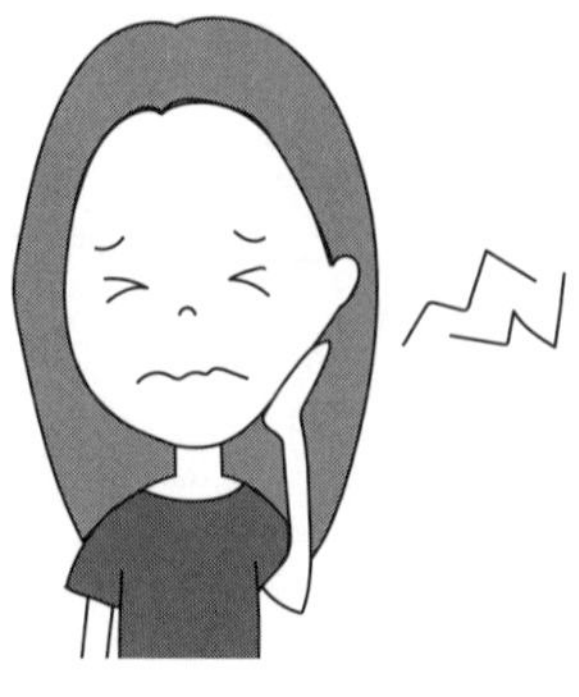

顎関節症の原因

顎関節症は、顎を動かしている関節部で負荷がかかり炎症が起きているものです。関節部には関節円板と呼ばれる軟骨がクッションの役割りをしており、その軟骨も負荷により壊れてしまうこともあります。顎の関節に負荷をかけてしまう本当の原因は、噛み合わせやストレスというより、「頸椎で神経を圧迫してしまっている」からなのです。もちろん、極端に噛み合わせが悪い場合、顎関節にも負荷が多少はかかりますが、噛み合わせの問題だけではそう簡単に顎関節症にはなりません。ストレスもまったく原因にはなりません。

頸椎で神経を圧迫してしまうことで、首周りや肩、背中の筋肉が緊張します。さらに、顎関節を動かしている咬筋《こうきん》と呼ばれる強い筋肉も緊張が出始めます。その咬筋の筋緊張が長期的に続くと顎関節に負担がかかり、関節が壊れていくのです。

顎関節症の通常の治療方法……噛み合わせの治療やマウスピース、マッサージなどが一般的です。

顎関節症の根本的な治療方法

噛み合わせの治療やマウスピースなどでの治療も大切ですが、顎関節症の大もとの原因は頸椎にあるので、やはり「頸椎調整」による治療が必要です。頸椎を調整することにより、神経の圧迫が取り除かれて、首周り、肩や背中の筋緊張が消失します。

そして、顎関節を動かしている咬筋の筋緊張が消失し、ゆるんでくると、関節の負荷がなくなり顎関節症の症状は回復していきます。咬筋は強い筋肉なので、その筋肉が少しでも緊張すると、関節は壊れてしまうのです。顎関節症を根本的に治すためには、「頸椎調整」により頸椎の神経経路を確実に治すことが大切なのです。

症例

四十代の女性。数年前から顎の関節に痛みが出始め、年々症状は悪化し、噛む度に痛みが出て、口を大きく開けようとしても2センチ程度しか開けることができなくなってしまった。歯科や口腔外科なども受診したものの症状は改善しなかったため当院を受診。

当院ですぐに「頸椎調整」を開始しました。通院4回目で顎関節部の強い痛みが緩和し始め、通院6回目で、少し硬いものも食べることができるようになりました。8回目の治療後、口を大きく開けたときの痛みがなくなったとのこと。通院10回目以降では、硬いものを噛んでも、口を大きく開けても顎の痛みはなく、症状も不安もなくなりました。

パート4

内臓に関する症状

① 喘息・小児喘息

病院で「喘息《ぜんそく》」と診断されても、その本当の原因が何であるかはっきり説明を受けた方はほとんどいないのではないでしょうか。ストレス、疲れ、大気汚染、ハウスダスト、気温差などが原因でしょう、と説明されることが多いと思います。

喘息と診断されなくても、「必要のない咳」に悩まされる症状はみな同様で、風邪でもないのに咳が続く場合や、突然咳き込む場合などもこれに含まれます。

喘息の原因

喘息とは、つまり「必要のない咳」です。では「必要な咳」とは何かと言うと、風邪など菌やウイルスに感染して、痰などを出したいときの咳、異物が気管に入るのを防ぐための咳で、これらは正常な身体の反応です。しかし、「咳を出す必要がない咳」、これは異常です。

喘息の本当の原因は、**「胸椎（背中）上部の神経が脊椎で圧迫されることにより、咳の反射が起きる」**からです。胸椎上部から出てくる神経は気管や気管支を支配しており、脳と情報をやり取りしています。

例えば、異物が気管に入ったという情報が脳に伝わり、脳はそれを受けて咳の反射を起こし、咳をして異物を体外に出します。しかし、胸椎で神経を圧迫してしまうと、神経が間違った情報を伝達し、これが咳の反射を起こしてしまうのです。これが「喘息」、つまり必要のない咳のメカニズムです。

小児喘息もまったく同様の原因で起こります。大気、気温差、ストレスなどは根本的な原因にはなりません。アレルギーなどがある

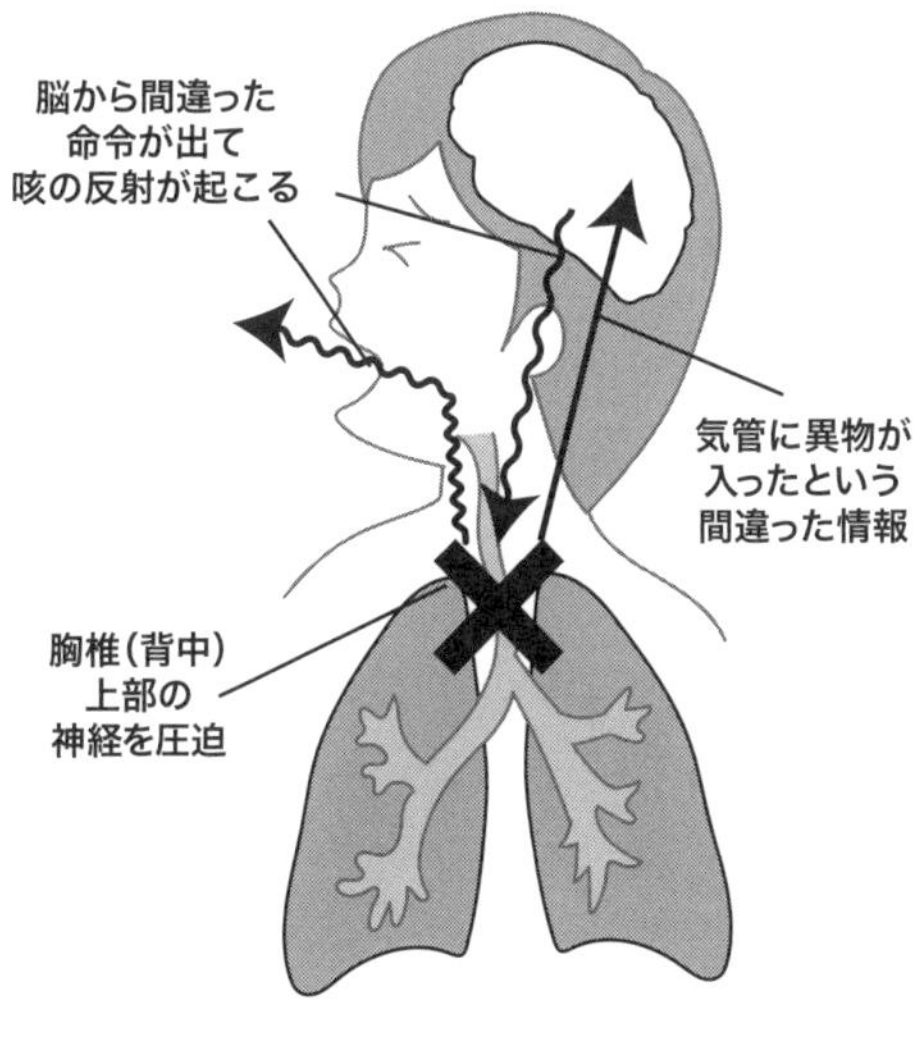
脳から間違った
命令が出て
咳の反射が起こる
気管に異物が
入ったという
間違った情報
胸椎（背中）
上部の
神経を圧迫

場合、喘息の発作が強く出てしまうので注意が必要です。

喘息の通常の治療方法……通常は吸入薬（気管支拡張）、薬などを使用します。

喘息の根本的な治療方法

胸椎上部で潰されてしまった神経を「脊椎調整」により回復させます。すると気管や気管支を支配する神経の情報が正常に戻り、「必要のない咳の反射」が止まります。

喘息を根本的に治すにはその原因となる神経の圧迫を取り除く、「脊椎調整」を行うことが必要不可欠となります。まだ、喘息を根本的に治すことができる先生が少なく、一般的に知られている内容ではありませんが、当院では、「脊椎調整」により多くの喘息の患者さんを根本的に回復させています。

「喘息は治らない」と言われていますが、**根本的な治療ができれば「喘息」は根本的に治すことができる病気です。**

喘息に対する現在の治療では、とても強い薬を長期に渡り服用しなければなりません。そのため、「小児喘息」でまだ小さな子供たちが薬漬けになってしまっています。子供のうちから薬を使用することは心身にかなり負担がかかります。薬に頼らず「喘息の根本的な治療法」があることを多くの方に知ってもらいたいと思います。

症例①

五歳の女の子。三歳頃から咳の症状が現れる。風邪とは違う咳き込む発作が増加した。とくに朝方や寝る前はひどく呼吸が苦しくなることもあり医療機関を受診。「小児喘息」と診断され、吸入薬などを使用し始める。咳は多少減少したものの、子供の頃から強い薬を使うことに抵抗があるとのことで当院を受診。

頸椎と胸椎上部の「脊椎調整」を開始しました。通院3回目で、寝る前の咳の頻度が減少しました。通院6回目で一日を通して咳をすることが激減したと報告され、8回目以降では、ほぼ喘息の症状は見られなくなりました。以後、吸入薬も使うことがなくなり、ケアを定期的に行うことで、喘息の症状は起きていません。

症例②

五十代の男性。以前から喘息の症状があり、10年以上吸入薬を使用している。それでも夜や朝方は咳が出やすく、何かのきっかけで咳き込むことがある。担当の医師にも、「喘息は一生治らないから上手く付き合っていきましょう」と言われていた。

当院を受診し、頚椎と胸椎上部の「脊椎調整」を始めました。通院4回目で咳き込む回数が減少し、6回の治療で、就寝時の咳の回数は少なくなりました。8回目で、一日を通し、咳の症状が現れなくなり、11回目で、喘息の症状がほぼ消失したと報告がありました。この時点で本人が自信を得たため、吸入薬の使用を中止しました。その後も「脊椎調整」を定期的に行い、喘息の症状は現われていないとのことです。

② 胃の不調

・胃炎

- 吐気、気持ち悪さ
- 食欲不振
- 長引く胃の痛み
- 逆流性食道炎
- 胃潰瘍

これらの症状のように、胃の不調にもさまざまなものがあります。

胃の不調は比較的多くの方が経験するものです。ストレスや加齢によるもの、もしくは生まれつき弱いせい、とよく言われていますが、本当なのでしょうか？

胃の不調の原因

通常は、胃の不調の原因は、ストレスや疲れ、加齢によるものと言われています。しかし、本当の原因はそれらではなく他にあります。

胃は、他の臓器と同様に脳の指令通りに動いています。

その脳からの指令は神経が胃に伝えていますが、その神経は胸椎上部（背中）から出て胃にいきます。その神経の出口（椎間孔）で脊椎に圧迫やねじれがあり、神経を潰してしまうことにより、脳からの指令が正確に胃に伝わらなくなってしまいます。

これが数ヶ月〜数年続くことによりどんどん胃が壊れていきます。これが胃炎、吐気、食欲不振、長引く胃の痛み、逆流性食道炎となり、最終的に胃潰瘍となる原因です。

食べ物が胃に入ってきて胃液を出したり、消化をしたり、胃の粘膜の修復をしたり、このような胃の当たり前の働きは全て脳の指令で動いています。胃は勝手に働くことはできません。脳からの指令がないと正常に働くことはできないのです。

「逆流性食道炎」も原因は同様です。脳からの指令が正常に胃や食道に伝わっていれば逆流をすることはありません。しかし、神経が途中で潰されたり触れたりすると信号が狂ってしまいます。脳からの指令が途中で狂ってしまうことで、胃や食道が誤作動を起こします。この狂った指令通りに胃や食道が動くことにより、誤作動を起こす、つまり逆流してしまうということです。これが逆流性食道炎のメカニズムです。

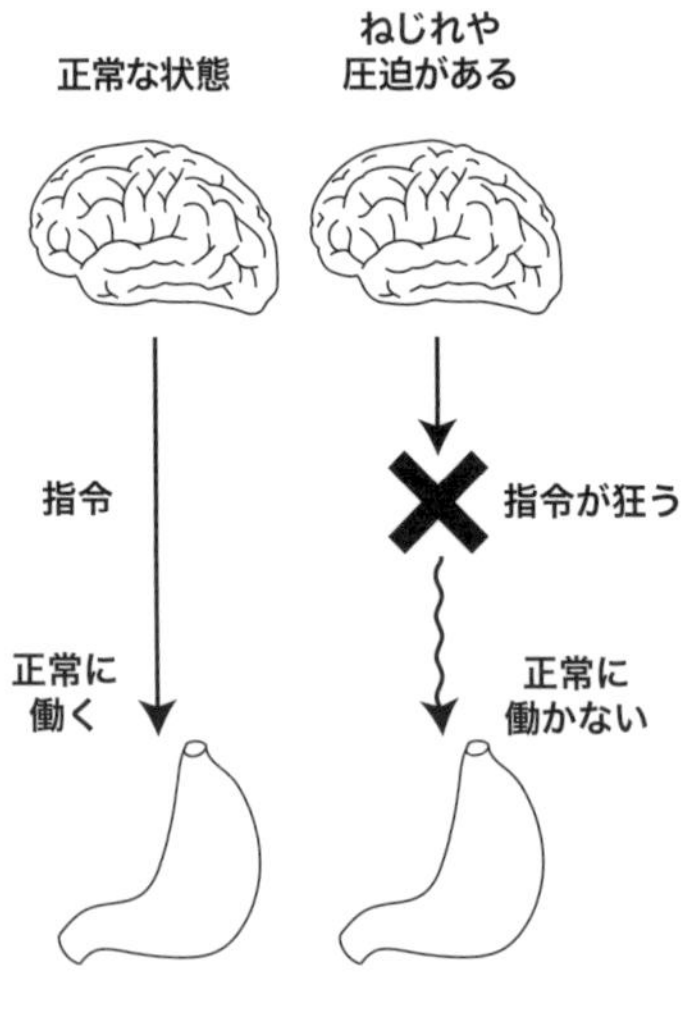

胃の不調の通常の治療方法……胃薬や漢方薬などを服用する治療が一般的です。

胃の不調の根本的な治療方法

胃や食道を支配する神経を胸椎（背中）で圧迫してしまっていることが原因なので、「脊椎調整」によりこの圧迫を取り除く治療を行います。脊椎での圧迫が消失し、脳から指令が正常に行き始めると胃は回復していきます。この「脊椎調整」と言う方法でしか胃を根本的に治す方法はありません。

胃薬を飲むことも良いのですが、胃を根本的に治すことはできないため、薬を飲み続けることになってしまいます。薬では根本的な治療にはならないので、時間とともに胃は壊れていってしまいます。

〈ストレス→胃が壊れる〉

一般的にはこう考えるのが当たり前だと思います。

私も研究していく中で、ずっと考えていましたが、何故、ストレスで胃が壊れるのか？どう考えてもその理屈が説明できませんでした。

しかし、

〈脳の指令→胃の神経を圧迫→指令が狂う→胃が正常に動かない→胃が壊れる〉

という順序であれば説明ができます。さらに、背中の調整により胃を支配している神経の圧迫を取り除くことで、多くの方の症状が回復していることが証明となります。

確かにストレスや年齢も影響がまったくないわけではないと思いますが、ほとんどの原因は神経の圧迫です。「脊椎調整」をしてもストレスの原因をなくしたり、年齢を若返らせることはできませんが、神経の圧迫を取り除くことにより胃は回復していきます。

症例①

五十代の女性。もともと胃の調子が悪い方で、検査をしても異常はないと言われ続けていた。そのため、胃の不調のときには胃薬で誤魔化していた。その後、吐気も増えてきたため、医療機関を受診。逆流性食道炎と診断される。やはり、治療は薬が処方されるのみで症状が改善することがなかった。

当院を受診され、胸椎の調整を開始しました。通院5回程度で、吐気は減少し始め、通院7回程度で、胃の痛みは改善していきました。この時点で食事後の気持ち悪さも消失しました。9回目には吐気もほぼ消失し、12回目以降では、吐気も胃の痛みも完全に消失したと報告を受けました。薬も飲む必要がなくなり、その後の検査では逆流性食道炎の症状は消えていると言われたそうです。

症例②

七十代の女性。数年前から胃の不調があり、胃痛、吐気、食欲不振などが続いていた。医療機関を受診し、胃炎と逆流性食道炎と診断され薬を飲んでいたが、症状はほとんど回復しなかった。

当院を受診され、胸椎の調整を開始しました。通院6回程度で、強い胃の痛みと吐気が減少し、8回目には食欲が戻り始め、食事の量が増えました。10回目には、胃痛と吐気はほぼ消失。それ以降は、胸椎の調整を継続し、薬を使用せずに胃の不調はないとのことです。

③腸の不調

・便秘
・消化不良
・過敏性腸症候群
・潰瘍性大腸炎
・下痢、お腹が緩い（感染症がないもの）

腸にもさまざまな不調や病気があります。最近では子供でも腸の不調を訴える子が多く、当院にもたくさんの子供が治療に来られています。

悪化すると腹痛も強くなり、一日に10回～20回以上もトイレに行くようになり、仕事も学校生活も困難になってしまいます。

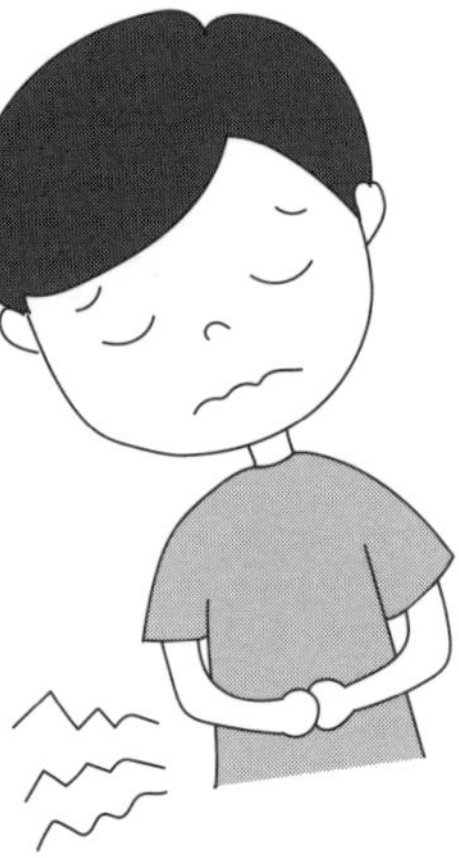

腸の不調の原因

腸も他の臓器と同様、脳から指令を受けて、その通りに動いています。脳から指令が正確に腸に伝わっていればいいのですが、途中で神経を圧迫してしまうとその指令が止まったり狂ったりしてしまい、腸が正常に動かなくなります。

この状態が長期に渡ってしまうと腸が壊れていきます。初期は、便秘や下痢で済みますが、年々症状は悪化し、過敏性腸症候群まで進み、最終的には潰瘍性大腸炎になってしまう、とても危険なものです。ストレスや疲れ、加齢は本当の原因とはなりません。

腸の不調の通常の治療方法……整腸剤や漢方薬などを使用します。

腸の不調の根本的な治療方法

腸を支配する神経（交感神経）は胸椎と腰椎の間（背中）にあり、そこを潰すことにより腸の不調は始まります。腸の機能を正常に戻すためには「脊椎調整」を行い、この神経の圧迫を取り除き、脳から腸への指令を正常に戻す治療が必要となります。

「脊椎調整」により神経の圧迫が消失すると、便秘、下痢、過敏性腸症候群、潰瘍性大腸炎は回復していきます。潰瘍まで悪化してしまったものは回復までに時間がかかりますが、この調整により改善していきます。

薬を長期で服用することは身体への悪影響が大きいためお勧めできません。薬をいくら服用しても根本的な回復にはなりません。

子供のうちからお腹が弱い場合、年々症状が悪化してしまうので、大人になる頃には過敏性腸症候群や潰瘍まで進行してしまう可能性があります。そのため早期に根本的な治療が必要となります。子供のうちから強い薬の使用はリスクしかありません。

腸の不調、ということは身体にとって大切な栄養素の吸収力が落ちている証拠です。腸は身体を元気に保つためにはとても大切な臓器です。そのため、腸の機能が低下するということは、身体の機能が落ちるということです。体力の低下、免疫力の低下、筋力の低下などの悪影響が出ます。また、肌荒れや、口内炎などの粘膜の状態も悪化します。

症例

三十代の男性。子供の頃からお腹が弱く、食べるとすぐにお腹が緩くなってしまっていた。二十代になるとさらに症状は悪化し、一日中お腹の痛みが続く日もあったり、一日で10回以上トイレに行く日もあったりと、腸の不調が増加。医療機関を受診すると、過敏性腸症候群と診断された。薬での治療を続けていたが、症状は改善せず、ついに潰瘍性大腸炎にまで悪化。仕事にも行けない日もあり、苦しんでいた。

当院を受診され、すぐに胸椎の調整を開始しました。通院5回程度で、腹痛は半減し、痛みが出る日も減少し始めました。7回目頃には食欲が出始め、8回目頃にはトイレに行く回数も激減したそうです。10回程度で腹痛はほぼ消失し、12回目には、排便に行く回数は普通になり、仕事を休むこともなくなりました。13回目以降は、ほとんどの症状が消失し、薬の使用もなく、それ以降はケアを続け、良好な状態を維持しています。

④ 頻尿・尿漏れ

頻尿、尿漏れ、排尿障害、残尿感はとても厄介なもので、外出する際にも影響を及ぼします。

「尿のトラブルは加齢によるもの」とよく言われていますが、十代や二十代の若い方にも非常に多く、悩みの種となっています。悪化してしまうと出かけることが困難になり、仕事や日常生活にも影響が出てしまいます。

頻尿・尿漏れの原因

これらの原因は、「加齢によるもの」「更年期障害の影響」「ストレス」などと言われていますが、本当の原因はそうではありません。

尿を正確に排泄するためには通常、脳と膀胱や尿道とで情報をやり取りしていて、その情報は神経がつないでいます。しかし、膀胱や尿道などを支配する神経を脊椎で潰してしまうと、その情報が正常に伝わらなくなってしまいます。例えば、頻尿は、膀胱のセンサーが「もう膀胱が尿でいっぱい」という情報を脳に送り、脳がそれを受けて尿意を感じる仕組みになっています。

しかし、脊椎で神経を圧迫してしまうと情報が狂い、まだ膀胱がいっぱいではないのにもう既にいっぱいになっている、という間違った情報となり、それを脳が判断してしまいます。残尿感も同様の原因で、「まだ尿が

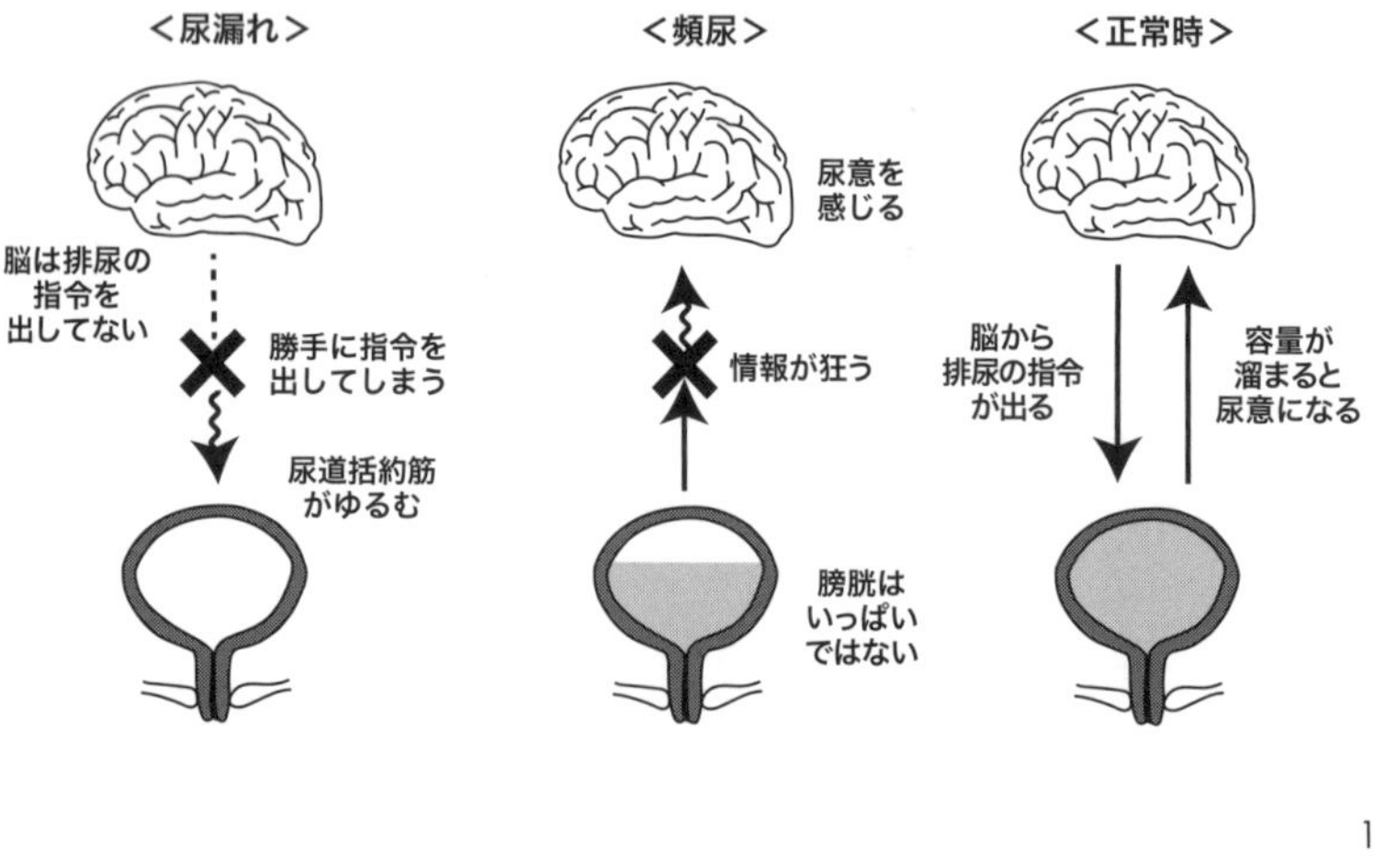

＜正常時＞
脳から
排尿の指令
が出る
容量が
溜まると
尿意になる
＜頻尿＞
尿意を
感じる
情報が狂う
膀胱は
いっぱい
ではない
＜尿漏れ＞
脳は排尿の
指令を
出してない
勝手に指令を
出してしまう
尿道括約筋
がゆるむ

残っている」という間違った情報が脳に伝達されているからです。
また、尿漏れは、通常、尿道括約筋が締まっているので尿が漏れないのですが、神経を圧迫すると途中で信号が途切れ、尿道括約筋が勝手に緩んでしまうことにより尿が漏れてしまうわけです。排尿障害は、その逆で尿を出したいのに出ない状態で、メカニズムは同様に神経の圧迫です。
これらの働きは全て自律神経系が行っていますが、途中で情報が狂ってしまうことでトラブルが起きるということです。

頻尿、尿漏れの通常の治療方法……骨盤周りの筋力トレーニング、漢方や薬などで治療します。

頻尿、尿漏れの根本的な治療方法
膀胱や尿道を支配する神経を脊椎で圧迫してしまっていることが原因なので、「脊椎調整」によりその神経の圧迫を取り除く治療をする必要があります。
神経の圧迫を取り除くことにより、頻尿、尿漏れ、排尿障害、残尿感は回復します。年齢は関係ないため、ご高齢の方も比較的早期に回復しています。

薬での治療を受けていても根本的な解決にはならないため、頻尿、尿漏れ、排尿障害、残尿感はずっと治ることはありません。

よく「加齢により骨盤周りの筋肉が低下していることで尿が漏れてしまう」「膀胱が硬くなる」と耳にすることもありますが、それはほとんど関係ありません。尿を止めている筋肉は尿道括約筋という筋肉ですが、筋力はそんなに強くはありません。括約筋という筋肉は、主に内臓などを動かす筋肉で、身体を動かすような強い筋肉ではないのです。括約筋は比較的弱い力でも正常に動き、機能を維持できます。骨盤周りの筋肉をトレーニングしたとしても、括約筋は動かすことができないため、尿漏れに対してはあまり効果はありません。

症例

八十代の女性。10年ほど前から頻尿と尿漏れが始まり、年々症状は悪化。数年前からは、少し動くたびに尿が漏れてしまい、出かけるときにはオムツを使用。尿の回数も増えて、夜中も5、6回くらいトイレに起きる日もあった。昼間も30分から1時間に1回くらいトイレに行くほどだったため、好きだった旅行も諦めていた。医療機関を受診しても薬をもらうだけで改善しなかった。

当院を受診し「脊椎調整」により膀胱や尿道を支配する神経の出口の治療を開始しました。通院5回程度で、夜中のトイレの回数が3回程度に減少し、6回目以降は、昼間のトイレも2時間に1回程度になりました。8回目で尿漏れの回数は激減。10回目頃には夜中のトイレは1、2回ほどに。昼間は3時間以内では尿意はほとんど感じなくなったそうです。13回目以降は尿漏れはほとんどなくなり、オムツも使わなくなりました。一日の尿の回数も8回程度になり、正常になったと報告があります。

⑤子宮・卵巣のトラブル

多くの方が生理痛、生理不順、排卵異常、子宮内膜症、ホルモンバランス異常などの悩みを抱えていて、医療機関を受診されています。

最近では低年齢化が進んでいるようで、当院でも高校生たちがこれらの症状で悩み、来院されることも少なくありません。子宮や卵巣のトラブルは、根本的な治療ができない限り治ることはなく、悪化したまま放置すると、将来大切な妊娠、出産に影響を与えてしまいます。

子宮・卵巣のトラブルの原因

通常は、ストレス、疲れ、遺伝的な要因が原因とされ、主な治療は薬などでなんとか緩和させています。過度なストレスや疲労で発症する場合もありますが、本当の原因は別のところにあります。

子宮や卵巣の機能も、全て脳の指令通りに働き正常を保っているので、情報を伝える神経を圧迫していると問題が起こります。

例えば、「今、排卵の時期なので排卵をさせる」と脳からの指令が出ると、その信号によりホルモンをコントロールし排卵をする、という流れになっています。これらの機能は子宮や卵巣が独自に行っているのではなく、脳の指令通りに働いています。しかし、その指令を伝える信号が神経の圧迫などにより子宮や卵巣に正しく伝わらないため、正常に働かなくなってしまうのです。

生理痛、生理不順、排卵異常、ホルモンバランス異常、子宮内膜症など、子宮や卵巣のトラブルは、その神経を脊椎で圧迫してしまうことにより引き起こされる病気ですので、ストレスは主な原因とはなりません。

生理痛がある、もしくは生理のときに体調が悪くなる方は、すでに子宮か卵巣にトラブルがある証拠です。子宮や卵巣に何の問題もなければ、ちゃんとした周期で生理がきて、生理痛や生理時の不調は起こりません。

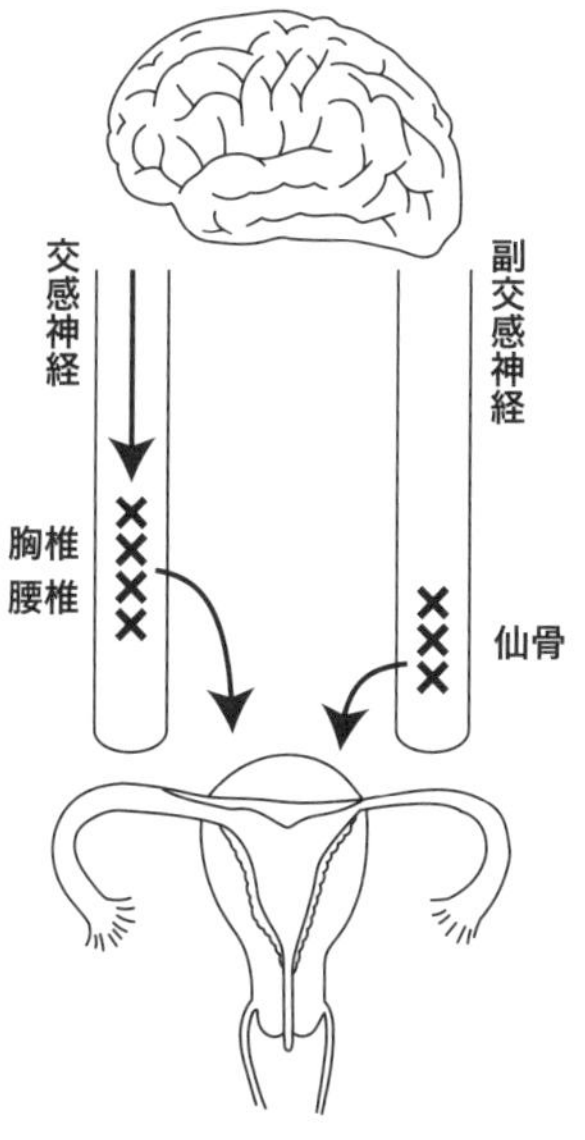

交感神経と副交感神経のバランスで
子宮は正常に機能することができる

子宮・卵巣のトラブルの通常の治療方法……薬が主な治療法となります。

子宮・卵巣のトラブルの根本的な治療方法

生理痛、生理不順、排卵異常、ホルモンバランス異常、子宮内膜症を根本的に治すには、子宮や卵巣を支配している神経の圧迫を「脊椎調整」により取り除き、脳からの指令を正常に戻す治療が必要となります。

副交感神経は仙骨から出ているので潰すことはありません。子宮や卵巣を支配する神経は、背中と腰の間あたりにありますので、主にその部位を調整します。調整により神経の圧迫を取り除くことができれば、脳から子宮や卵巣への指令が正確に伝わるようになり機能は回復します。

「生理痛」は、背中から腰部の神経痛がある場合に悪化しますが、その神経の圧迫を取り除くことにより生理痛は完全に消失します。

「生理不順」「排卵異常」「ホルモンバランス異常」は、やはり神経の圧迫により信号が狂うことで、定期的に出るはずのホルモンが出なくなりバランスが崩れることが原因です。ホルモンは脳の指令が正確に伝わることでコントロールできます。少しでも指令が狂ってしまうとホルモンバランスは簡単に崩れてしまいます。この状態のままでは、妊娠を希望していてもなかなかうまく妊娠できません。

「子宮内膜症」は、子宮を支配している神経の圧迫により、子宮が正常に機能しなかったり、修復がうまくいかないなどを繰り返すことで悪化していきます。この状態で妊娠したとしても妊娠中にさまざまなトラブルに遭いやすいため、早期から「脊椎調整」により根本的に治す必要があります。

治療に際し、薬を使用されている方も多いと思います。現在の医療方針では、すぐに薬を処方しますが、妊娠・出産を控えている若い女性が強い薬を使うことはとてもリスクがあり、今後の自分にとっても、産まれてくる赤ちゃんにとってもいいことはありません。

副作用のない根本的な治療で完治させてください。

症例

二十代の女性。十代の頃から生理不順と生理痛に悩んでいたが、二十代になると、ますます生理不順は悪化し、半年くらい生理がこないときもあった。生理前後は下腹部の痛みがひどく、仕事にも行けない状態なので医療機関を受診したものの、原因不明のまま。

結婚もして妊娠も希望していましたが、不安で仕方なかったので、当院を調べ受診されました。子宮と卵巣を支配している神経の出口を「脊椎調整」により治療開始しました。

週に1、2回程度の通院を数ヶ月続けてもらったところ、生理痛は緩和され、生理の周期も揃ってきて、ずれても1週間程度にまで修正しました。治療開始から4ヶ月以降では生理痛は解消し、生理周期は完全に回復しました。下腹部の痛みも一切出なくなり将来の不安もなくなったようです。

⑥不妊症

不妊症で悩む方はとても多く、少子化の現代では社会問題とされています。子供を望んでいてもなかなか妊娠できず、医療機関を受診しても成功しないことも多いと聞きます。また、不妊治療には高額な費用がかかるため諦めてしまう方もいらっしゃるでしょう。

不妊症の原因には「現代の生活環境」「ストレス」「遺伝的なもの」と言われており、

①排卵の異常
②卵管の異常
③頸管の異常

④子宮の異常

⑤原因不明

により妊娠できないとされています。

それでは、不妊症を根本的に解決する方法はあるのでしょうか?

不妊症の主な原因

妊娠することにおいて、まず一番大切なことは、①の「**排卵**」です。

女性は卵巣で卵子を育てています。排卵の時期になると脳からの指令でホルモンが出され、そのホルモンの作用により排卵される仕組みになっています。しかし、この流れが正常であれば良いのですが、どこかに少しでも異常があると正常に排卵されません。

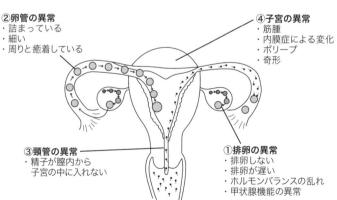

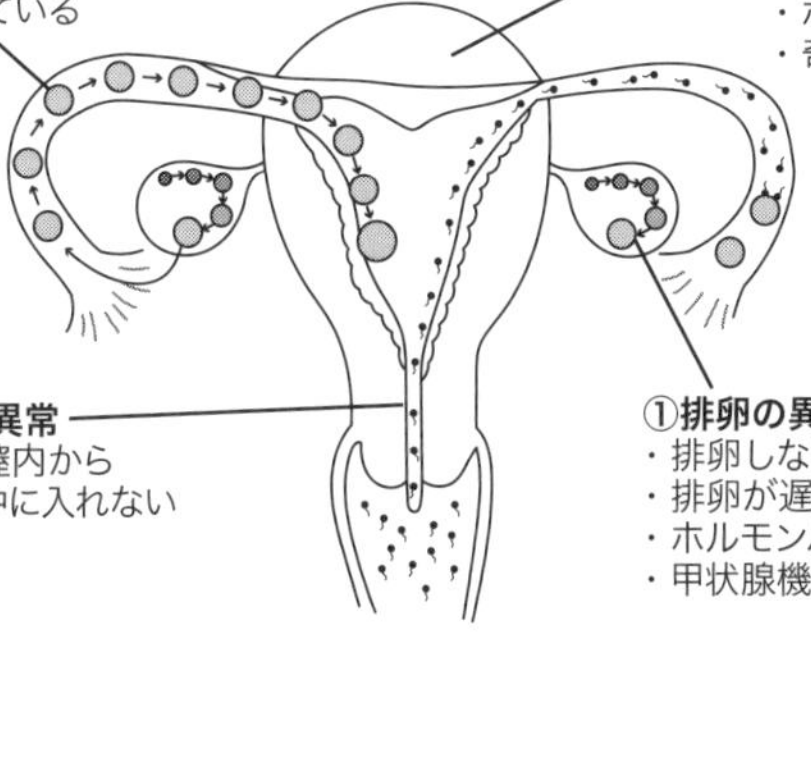

一番トラブルとなり得る部分は、卵巣の機能の低下が考えられます。卵巣の機能が低下すると、卵子を育てる能力が低下します。さらに、排卵を促すホルモンが正常に作用していても、正常に排卵することができなくなってしまいます。

卵巣の機能が低下する最大の原因は、ストレスや生活環境ではなく、卵巣を支配している神経（交感神経）を圧迫してしまっていることです。卵巣を支配している神経は、胸椎（背骨）の下部から出ていきますが、そこで脊椎のねじれや圧迫があり、神経を触ってしまうことが問題です。神経を潰してしまうことで、脳から卵巣への指令が正確に伝わらず卵巣の機能が低下します。

「卵管の異常」「頸管の異常」「子宮の異常」についてもそれぞれの状態は排卵のメカニズムと同様のことが言えます。卵管や子宮なども身体の臓器なので、全て脳からの指令によりコントロールされています。

卵管や子宮も、いつも正常な状態を保てるように脳からの指令通りに働き、また悪いところは修復されています。しかし、卵管や子宮を支配している神経を途中で潰してしまうと、脳からの指令が狂ってしまうのです。

例えば、「子宮内膜症」も同様です。脳からの指令が正常に子宮に伝わり続けていれば何の問題も起きませんが、途中で神経を圧迫してしまうことで子宮への指令が狂い、子宮の状態が悪化していくことで内膜症になってしまいます。

卵管や子宮を支配している神経は、卵巣と同様で、胸椎下部から出ていきます。

これら以外に、さまざまな症状があるのに、医療機関で検査しても異常が見つからない場合、ほとんどが子宮や卵巣を支配している神経の圧迫が原因だと考えられます。

不妊症の一般的な治療……排卵誘発薬やタイミング法などが一般的です。

不妊症の根本的な治療

妊娠をするために最も大切なこと、それは、女性にとって大切な臓器、「**子宮や卵巣を良い状態に保つこと**」です。

そのために、脳から子宮や卵巣への指令は正常にしておかなければいけません。脊椎で子宮と卵巣の神経を少しでも触ってしまうとトラブルが起きてしまうので、脊椎調整により神経の圧迫を取り除くことが大切です。

子宮や卵巣の機能低下は、神経の圧迫を放置してしまうと年々症状が悪化していきます。若い頃には症状が軽くても、時間が経ってから症状が悪化していきます。

〈子宮や卵巣の状態が良い場合〉

①生理の周期が毎回あまりずれない
②生理痛がほとんどない
③生理中、生理前後に体調が悪くならない
④不正出血がない

これらが目安となります。

一つでも異常があれば、子宮や卵巣の状態は良くないと考えて下さい。

また、十代、二十代前半で少しでも症状がある場合は、早期に脊椎調整を行う必要がありますので、神経の圧迫を取り除く根本治療を受けて下さい。

通常では、薬を処方されてしまいますが、これから出産を控えている女性が薬を飲むことはリスクになります。薬には必ず副作用があり、本人はもちろん、これから産まれてくる赤ちゃんにも悪い影響があります。どうしても薬を使わないといけないケースもありますが、脊椎調整による根本治療で治すことができればそれに越したことはありません。

不妊症の女性が多くなっている原因の一つは、脊椎で子宮や卵巣を支配している神経を圧迫してしまっていることによるものです。その神経を圧迫してしまうことで、脳からの指令が子宮や卵巣に伝わらず、正常に機能しなくなります。

子宮や卵巣はとてもデリケートで、いつも良い状態が維持できていないとすぐにトラブルが出始め、妊娠しにくい身体になってしまいます。また、妊娠できたとしても子宮の状態が悪いと、赤ちゃんの成長に悪影響が出てしまいます。

少しでも症状がある場合には神経の圧迫が考えられます。不妊症には脊椎調整による根本治療が大切であることを覚えておいてください。

また、男性も同様です。男性の生殖器も、もちろん脳からの指令で機能しています。脊椎で神経を圧迫してしまうと、ＥＤ（勃起不全）になったり、精巣への悪影響が出ます。メカニズムは、女性も男性も同様です。

症例

二十代の女性。結婚してしばらく子供ができずに悩んでいた。もともと生理の周期がとても悪く、半年以上生理が来ないときもあった。医療機関を受診したところ、「原因はわからないが、排卵が上手くできていない。子供は難しいかも知れない」と言われてしまう。その後、治療を続けたが、なかなか改善しなかった。

当院を受診し検査をしたところ、胸椎下部で、子宮や卵巣を支配する神経の出口での圧迫を確認したため、すぐに「脊椎調整」を開始しました。週2回程度の「脊椎調整」を数ヶ月程続けたところ、生理の周期は安定してきました。また、生理前後の身体の不調や下腹部の痛みも緩和したとのことです。

その後ケアを続け、治療開始から約一年後くらいに無事妊娠することができました。

⑦肌荒れ

肌荒れがなかなか治らず皮膚科にずっと通院されている方は多く、とくに女性は、美容の観点から肌に気を使われる方がほとんどだと思います。

肌や粘膜のトラブルは、

- **肌荒れやニキビ**
- **口内炎**
- **アトピー性皮膚炎**

などが挙げられますが、ではどこに本当の原因があるのでしょうか？

通常は「ストレスや疲れ」「年齢」「ホルモンバランスの乱れ」などと言われていますが、実際はどうなのでしょうか？

肌荒れの原因

肌の状態は、身体内部の状態で決まります。つまり、身体の状態が良ければ肌荒れは少なく、身体の状態が悪ければ肌は荒れていきます。基本的には次の三つで肌の状態が決まります。それは、「**自律神経系**」「**胃腸の状態**」「**免疫力**」です。

【自律神経系】

自律神経系は内臓や身体の機能をすべて支配しており、自律神経系が乱れることで内臓や身体の機能が全て低下してしまいます。肌や粘膜の状態も自律神経系がコントロールしているので、自律神経失調症の方は肌荒れしやすくなっています。とくにアトピー性皮膚炎は、自律神経失調症が原因で引き起こされることが多いため注意が必要です。

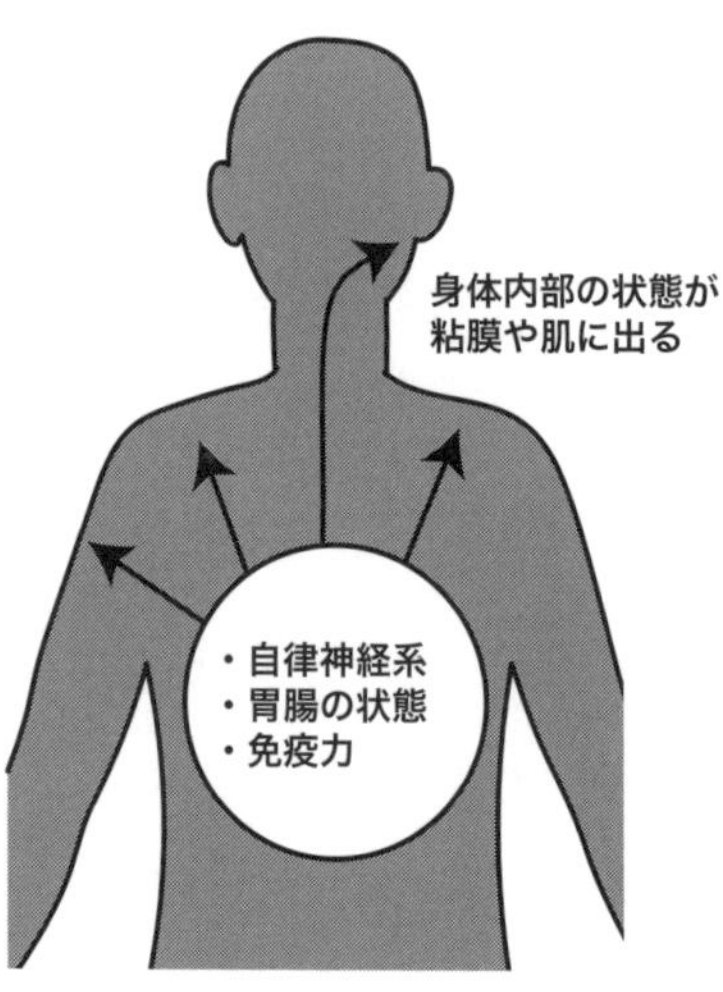
身体内部の状態が
粘膜や肌に出る
・自律神経系
・胃腸の状態
・免疫力

【胃腸の状態】

胃腸の状態が悪いと栄養の吸収力が低下してしまいます。そうなると身体の機能を正常に保つ力が低下して、その影響が肌や粘膜に出てきます。また、身体に不要な老廃物を確実に排泄するために腸の動きも大切です。腸が正常に働かないと排泄物も身体に残りがちになり、肌や粘膜にも悪影響が出ます。口内炎などもこのような原因で引き起こされることが多いのです。

【免疫力】

免疫力が低下していると、菌やウイルスの影響を受けやすく、肌や粘膜などにはすぐ影響が出ます。ニキビや口内炎などに悩まされている方は、免疫力が低下している可能性があります。免疫力を高めておくことが肌や美容のトラブルを防ぐにはとても大切です。

肌荒れの通常の治療方法……塗り薬（ステロイド系）などを使用します。

肌荒れの根本的な治療方法

通常は、塗り薬などで緩和させることが多いかと思いますが、根本的な原因を取り除かない限り、肌荒れは繰り返されます。また、肌荒れが改善しなければステロイドを多用するので、副作用の心配が出てきます。ステロイド系（副腎皮質ホルモンの一種）の薬は身体への負担は大きくなります。とくに子供にステロイド薬を使用している場合、できれば薬を止めて、根本的な治療を受けてください。

肌荒れ、ニキビ、口内炎、アトピー性皮膚炎などの原因は、「自律神経失調症」「胃腸の不調」「免疫力の低下」なので、これらを根本的に治すことが必要となります。

自律神経失調症については、症状別「自律神経失調症」（59～64ページ）で詳しくお話ししていますが、自律神経系の出口がある背中で神経を潰してしまうことにより、交感神経が過度に優位となり身体の機能や内臓の働きが悪くなることが原因です。自律神経失調症は、「脊椎調整」により、その神経の圧迫を取り除くことで根本的に治すことができます。薬では根本的に治すことは困難です。

胃腸の不調については、症状別「胃の不調」「腸の不調」（１２６～１３５ページ）で詳しくお話ししていますが、ストレスや疲れ、加齢が原因ではなく、胃腸を支配している神経を圧迫してしまうことにより、脳からの指令が正確に胃腸に伝わらないことが原因です。いくら胃薬や整腸剤を飲んでも、そのときは改善しても根本的な解決にならず、ずっと症状は消えません。胃腸の不調（逆流性食道炎、胃炎、吐気、気持ち悪さ、下痢、便秘、過敏性腸症候群）などを根本的に治すためには、「脊椎調整」により胃腸の神経の圧迫を取り除く必要があります。

免疫力低下の原因としては「自律神経失調症」「胃腸の不調」「代謝の低下」が挙げられます。免疫系も、自律神経系がコントロールしているため、自律神経失調症になると免疫力は大きく低下します。また、胃腸が悪いと大切な栄養素の吸収が悪くなり体力が落ちます。そして、運動不足などにより代謝が低下することで体温も低下し、免疫力は弱くなります。

肌荒れやアトピー性皮膚炎などの回復には時間がかかります。自律神経系、胃腸系、免疫系が治ると身体の機能が正常に戻り、その後少しずつ肌が綺麗になっていきます。現在ある肌や粘膜の状態は、数ヶ月前の身体の状態が現れているのだと思って下さい。

症例①

三十代の女性。数年前から肌荒れがひどくなり、何度か皮膚科を受診。原因がはっきりしないまま塗り薬を処方された。薬を長期で使ったものの、肌荒れが改善しないどころか、肩から腕、背中、太ももあたりの肌荒れがさらに悪化してしまう。

ネットで当院を見つけ受診されました。まず、自律神経系と胃腸系の神経の出口を調整し、その後、週1、2回の「脊椎調整」を数ヶ月続けてもらいました。調整を続けるうちに肌の状態は少しずつ回復し、4ヶ月経って背中や太ももの肌荒れはほぼ消失しました。5ヶ月目以降では、腕の肌荒れも回復し、それ以降もケアを続け、肌は良好な状態を維持しています。

症例②

四十代の男性。7、8年くらい前から肌荒れや痒みに悩まされ、医療機関を受診。アトピー性皮膚炎と診断され、塗り薬と飲み薬を処方される。痒みの症状は落ち着くこともあったが、根本的な治療ではないため治ることはなかった。

知り合いの紹介で当院を受診され、「脊椎調整」を開始して、週2回のペースで治療を数ヶ月続けてもらいました。治療開始から2ヶ月を過ぎると、肌の赤みが改善し、痒みが軽減しました。3ヶ月程度で、肌の状態はかなり回復し、薬の使用を中止しました。4ヶ月後には、少しだけ肌荒れが残ってはいるものの、肌の状態は良好で、体調も良くなり、ケアを続けることで肌の状態も維持しています。

⑧ 多汗症

暑くもないのに急に汗が大量に出たり（ホットフラッシュ）、夜中に寝汗で起きてしまったりする方が多くいらっしゃいます。また、手のひらや足の裏だけ大量に汗をかいてしまう方もいます。

通常は、年齢的なもの、更年期によるもの、ストレスや過労によるものとされていますが、実際にはどこに根本的な原因があるのでしょうか？

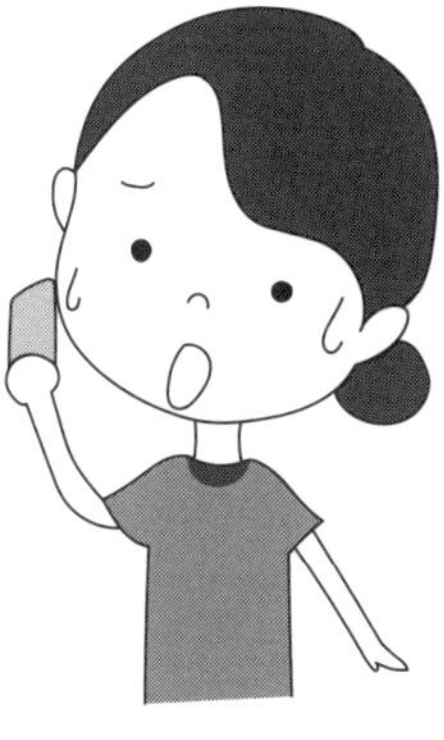

多汗症の原因

体温が上がり、身体を冷やすために出る汗は何も問題はなく、正常な身体の働きです。

しかし、体温を下げる必要がないときに出る汗は全て正常な状態ではありません。

汗は、自律神経系がコントロールしています。体温を下げるために汗をかくという作用は交感神経が行っています。しかし、自律神経失調症で交感神経が優位となっていると、必要がないときに勝手に汗をかいてしまいます。

人前でスピーチをするとき、何か恥ずかしい思いをしたとき、カッと熱くなり汗をかきます。これは、緊張で交感神経が優位になったためで、異常ではありません。

反対に、日常的に必要のない汗をかいてしまう場合は、多汗症と診断されます。

手のひらや足の裏だけ汗をかく場合は、基本的に自律神経失調症が原因です。

多汗症の通常の治療……薬や手術が一般的です。

多汗症の根本的な治療

多汗症は、自律神経失調症が根本的な原因となるので、自律神経失調症の治療と同様となります。自律神経失調症は、胸椎（背中）で神経を潰してしまうことにより交感神経が過度に優位となる状態で起こる病気です。そのため、「脊椎調整」により神経の圧迫を取り除き、交感神経優位の状態を正常に戻す必要があります。

通常は薬や手術などで治療を行いますが、根本的な回復にはならないためお勧めしません。

症例①

六十代の女性。五十代から急に頭や顔に大量の汗をかくことが増え始め、年々症状は悪化し、冬場でも突然、頭や顔、身体に大量の汗をかいてしまい、着替えを持ち歩くこともあった。医療機関を受診しても、原因は特定できず「更年期のせい」と言われる。

当院を受診され、頸椎と胸椎（背中）の調整を開始。通院5回目で、汗の出方が変わり、効果を感じたとのこと。8回目で一気に汗をかくホットフラッシュは現れなくなり、10回目で急に身体中が汗ばむことがなくなりました。12回目以降には、頭や顔の汗も改善され、その後もケアを続け、暑いときにかく汗以外はほぼ消失。今では良好な状態を維持できています。

症例②

二十代の男性。もともと汗かきだったが、数年前から手のひらと足の裏に異常に汗が出るようになった。医療機関を受診し、検査しても異常は見当たらず。症状は年々悪化していた。

当院を受診され、頸椎、胸椎（背中）、腰椎の調整を開始し、3回目の治療で、手と足にかく汗の量は激減しました。5回目で足の裏の汗はほぼ消失し、7回の治療で手のひらの汗も完全消失したと喜んでいました。その後、定期的にケアをしているため、多汗症の症状は報告されていません。

パート5

成長期のトラブル

「日本の少子化」が社会問題となってニュースで取り上げられていますが、最近、患者さんと接している中でふと思うことがあります。

それは、**「子供たちの身体があぶない」**ということです。

私たち大人が心配している以上に、実際は子供たちの身体の状態が悪くなっているのではないかと思うのです。

読者のみなさんもうすうす感じていると思うのですが、携帯からスマホの登場で、私たちは身体の特殊な使い方が加速しています。その顕著な現れ方をしているのが、子供たちなのです。

ここ10年くらいで、私たち、とくに子供たちの生活スタイルは大きく変わりました。小さな頃から、スマホやゲームをやることが増え、屋内にとどまらず移動中や外出先でも手元を見る時間がとても長くなりました。学校でもタブレットを使うなど、一日中、重い頭を傾けて下を見続けることが多くなりました。

人間の身体は、長時間、下や上を見続けるようにはできていません。基本的には、前を真っ直ぐ見ている姿勢が自然で、たまに首を回旋させたり、下や上を見ることができるというようにできています。

人が長時間、本やスマホを見るために下を向く姿勢を取り続けると、やはり首には大きな負荷がかかります。そこで無意識に首の負担を減らそうとして、自然に背中を丸めます。そのため、どんどん猫背がひどくなっていきます。

このような猫背の状態が毎日続くことにより、首と背中の状態は悪化していき、首と背中の神経を圧迫してしまいます。これが最近の子供たちの体調不良の大きな原因の一つとなっているのです。

ひと昔前までは、姿勢が悪いことを親が注意して直させていました。また、外で遊んだり、スポーツに熱中したり、運動する機会も多かったように思います。今では、親御さんもお子さんの姿勢に関して昔よりも注意することが減り、少し姿勢が悪くてもそのままで過ごされているようなのです。

当院でも、多くの子供たちがさまざまな不調で来院されています。

とくに多い症状が、

①頭痛、めまい
②小児喘息
③自律神経失調症
④起立性調節障害
⑤胃腸の不調
⑥側弯症、猫背
⑦成長痛と呼ばれるもの

になります。

①頭痛・めまい

頭痛（42〜46ページ）、めまい（46〜50ページ）で詳しく説明しましたが、子供の頭痛・めまいの原因もまったく同じです。

頭痛とめまいは、もちろん大人でも多い症状の一つでもありますが、近年小さい子供でも発症することがとても増えてきているのには驚かされます。

頭痛とめまいは、脳自体に異常がない場合は頸椎での神経の圧迫が原因です。頸椎のねじれや圧迫により神経を潰してしまうことで頭痛とめまいが起こります。

薬やマッサージ、湿布などでは根本治療にはなりません。とくに子供のうちから強い薬を処方されるのは避けてもらいたいものです。

頸椎での神経の圧迫を取り除く特殊な「脊椎調整」による治療が不可欠ですが、子供の頭痛やめまいは、大人に比べて「頸椎調整」が容易なため、大人よりも回復は早いことが期待できます。

②小児喘息

小児喘息も、大人の喘息と同様に、胸椎で神経を圧迫していることにより発症します。

喘息については（１２２〜１２６ページ）で詳しく説明してあります。

喘息は、大気の状態や温度差、ストレスなどが要因となっていますが、根本の原因ではありません。気管や気管支を支配している神経は胸椎上部から出てつながっています。その神経が椎骨と椎骨の間で圧迫されると、伝達情報が狂い、咳の反射が出てしまいます。

もちろん、神経の圧迫が根本の原因ですから、薬や吸入は一時的な対症療法であり、治ることはありません。また、小さな子供たちが強い薬を使い続けることは身体への悪影響があるため良いことではありません。小児喘息も「脊椎調整」により根本的な治療が必要となります。

③自律神経失調症

最近は、ゲームやスマホ、パソコンを長時間にわたり使用する子供が増加し首や背中にかけての負担が増えたため、自律神経失調症の症状を訴える子供たちが増えているようです。具体的な症状は、不眠、朝起きることができない、長引くだるさ、精神不安定による不登校、動悸、過呼吸、胃腸の不調による下痢、便秘、過敏性腸症候群などです。そんな症状を訴えて親御さんとともに来院されるお子さんが増えています。

子供の自律神経失調症も、大人の自律神経失調症と原因や症状は同じです。自律神経失調症については（59〜64ページ）でも詳しく説明しております。

医療機関で自律神経失調症と診断されると間違いなく薬が処方されますが、薬では根本的な治療にはならず、長期で薬を服用している子供たちは実に多くいます。長期にわたり薬を使用している子供は、覇気がなくげんなりしているのですぐにわかります。これらは薬の副作用などでさらに体調を崩しているのです。

自律神経失調症は背中で神経を圧迫しているため交感神経優位となってしまうことが原因です。ストレスや環境などは主な原因とはなりません。

自律神経失調症は「脊椎調整」により神経系の状態を正常に戻すことが唯一の根本治療となります。

④ 起立性調節障害

起立性調節障害の方は近年増加傾向にあり、とくに成長期の子供たちに多く見られる病気です。その症状は自律神経失調症と酷似しており、

- **朝なかなか起きることができない**
- **朝の食欲不振、だるさ（とくに午前中）**
- **全身倦怠感、吐き気、気持ち悪さ**
- **精神的に不安定**
- **立っていると気分が悪くなる、立ちくらみ**

などがあります。

起立性調節障害が原因で登校できずに、そのまま不登校になってしまうお子さんも多いようです。

起立性調節障害の原因

起立性調節障害の原因は、通常、季節や気候の変化、生活リズムの乱れ、心理的・社会

的ストレスなどとされています。しかし、これらは本当の原因ではなく、起立性調整障害は自律神経失調症の一つの症状で、本当の原因は背中にあります。

自律神経系（交感神経）は、胸椎（背中）に出口（椎間孔）があり、椎骨と椎骨の間から神経が出ていきます。自律神経系は内臓や身体のあらゆる機能をつかさどっている神経で、脳からの指令を身体に伝えているとても大切なものです。

しかし、その神経を圧迫してしまうと、脳からの的確な指令が、正確に身体の部位に伝わらなくなってしまいます。これが、自律神経失調症の原因です。起立性調節障害はこの自律神経失調症の一部と考えてください。

夜しっかり寝て、朝スッキリ起きる。昼間は元気に活動できて、胃腸も正常に動く、体温調節も血圧も正

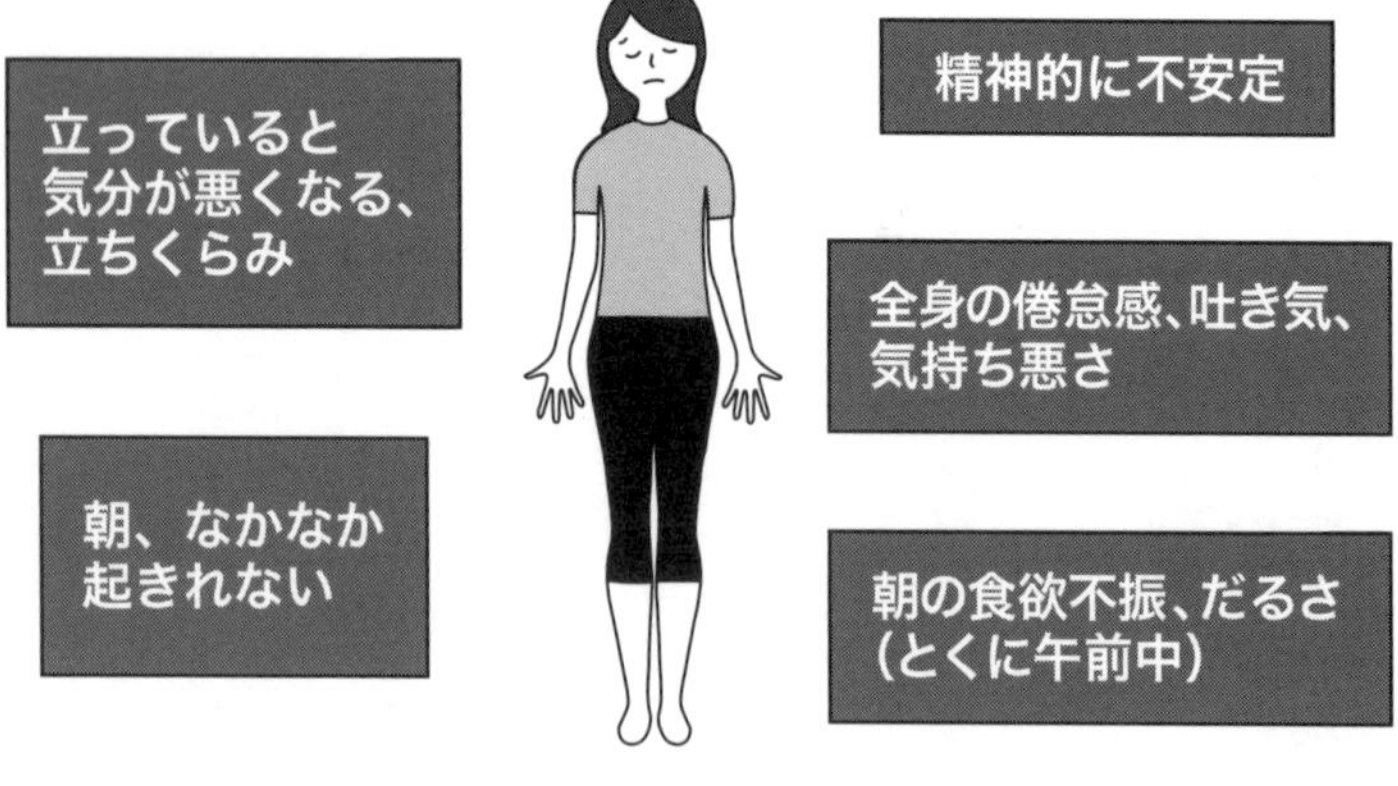

常にコントロールできることが本来の姿ですが、自律神経失調症になると自律神経が上手く働かなくなり体調が崩れて、できていたことができなくなります。

脳や身体に異常がないのに、神経の伝達ルートに障害があることで起立性調節障害になってしまうわけです。

起立性調節障害の通常の治療方法……漢方薬などの薬、カウンセリングが一般的です。

起立性調節障害の根本的な治療方法

起立性調節障害は、胸椎（背中）で自律神経系（交感神経）を圧迫してしまっていることが原因なので、「脊椎調整」により自律神経系の圧迫を取り除く治療が必要となります。

成長期の子供たちは、若く身体の柔軟性も高いので「脊椎調整」が容易であるため、ある程度の期間しっかりこの治療ができれば起立性調節障害は治すことができます。薬での治療は根本的に治すことは難しい上に、成長期の子供たちにとって薬を飲み続けることは副作用の恐れもあるのでお勧めできません。

当院でも多くの起立性調節障害のお子さんが来院されていますが、「脊椎調整」を続けることによってほとんどのお子さんが回復しています。

子供たちが身体の不調を訴えるとき、必ず原因があります。「ストレスのせい」「環境が悪いせい」「性格的なもの」「もともと身体が弱いから」「怠けているから」など、大人は性急に判断しがちですが、ほとんどの場合、原因は他にあります。毎朝、元気に起きて学校に行きたい気持ちはあっても、起立性調節障害が原因でそれができないのです。

起立性調節障害は、「脊椎調整」により根本的に治すことができます。しかし、根本的な治療を受けることができなければ、自然に治ることはなく、大人になっても自律神経失調症で悩むことになってしまいます。

症例

十八歳の男性。数年前から調子が悪くなり、学校を休むことが増える。夜の寝つきが悪くなり、朝が起きられない。ひどいときには、頭痛やめまいでベッドから起き上がることができない日も。胃腸も弱くなり、あまり食欲がなくなり、体重も減少。だるさが悪化し、精神的にもネガティブになっていた。

医療機関を受診したところ「起立性調節障害」と診断され、薬を処方されたが服用していても症状はほとんど改善しなかった。

当院を受診しすぐに頸椎と胸椎の調整を開始しました。通院5回目で、寝つきが改善され、7回の治療で頭痛とめまいは消失し、10回程度で、朝までぐっすり眠れる日ができたと報告を受けました。治療を続け、胃腸の不調はなくなり、だるさも回復し、14回目以降では、ほとんどの症状が消失しました。

⑤胃腸の不調

胃腸に何らかのトラブルを持っている子供たちはとても増えています。その原因は、ストレスや疲れではなく、悪い姿勢のために脊椎で胃腸を支配している神経を圧迫してしまっているからです。

胃腸の不調については、（126〜135ページ）で詳しく説明しております。

姿勢が悪いと神経の通り道である椎間孔（椎骨と椎骨の間の孔）が狭くなり神経が潰されてしまうのです。胃腸を支配している神経が潰されてしまうことで、脳からの信号が正常に胃腸に伝わらず、胃腸が正常に働かなくなります。これが胃腸の不調の原因です。

・長引く下痢や便秘
・トイレの回数が多い
・吐気、すぐにお腹を壊す
・過敏性腸症候群

これらもすべて神経の圧迫によるものです。

そのため、胃腸の薬では緩和できても、根本的な治療にはなりません。胃腸の不調を根本的に治すには「脊椎調整」が必要です。

⑥側弯症・猫背

長時間同じ姿勢でスマホ、パソコン、ゲームなどに熱中しているお子さんは、首・背中・腰の状態が悪くなり、側弯症や猫背になってしまいます。つまり、首や腰が悪くなると、無意識に楽な姿勢を取るようになり、少しずつ背骨が曲がっていってしまうのです。

学校の検診で、側弯症・猫背のため医療機関を受診するように勧められるお子さんも多いと思います。総合病院や整形外科などを受診してもレントゲン検査だけで、側弯症・猫背を治す治療はできません。整体やストレッチなどもそれほど効果がありません。

側弯症・猫背を根本的に治すためには、「調整治療」「脊椎調整」が唯一の治療方法となります。また、側弯症・猫背になる原因は、首や腰の影響があることが多いため、首と腰も同時に調整する必要があります。

⑦成長痛

成長期の子供に多い脚の痛みには、

- **オスグッド病（膝のお皿の下の痛み）**
- **セーバー病（かかとの痛み）**
- **股関節の痛み**
- **膝周囲の痛み**

などがあります。

痛みがとても強く、成長期の子供たちを悩ますものとなります。

成長痛の原因

成長期に現れる痛みを一般に「成長痛」と呼びますが、実はそのようなことはありません。同じように身長が伸びていてもまったく痛みが出ない子もいたり、腕や背骨、骨盤なども大きくなっているのに脚だけに痛みが出ることも説明ができません。成長過程で骨が伸びても痛みは出ません。

「オスグッド病」は、太もも前面の筋肉（大腿四頭筋）の筋緊張により、大腿四頭筋の付着部（お皿の下）を引っ張り続けることにより痛みが出ます。放置するとその付着部の骨を引っ張り続け、骨が盛り上がってきてしまいます。この盛り上がった骨は一生戻ることなく、大人になっても正座したときなど床に当たり痛みが出ます。

「セーバー病（かかとの痛み）」は、ふくらはぎの筋肉が緊張状態のためアキレス腱を引っ張り続け、そのアキレス腱の付着部であるかかとにストレスをかけます。これが「セーバー病」と呼ばれ、かかとに強い痛みを感じるのです。

股関節や太ももから膝にかけての痛みは、腰椎からの神経痛です。つまり、腰で神経を潰してしまうことにより、その支配領域である股関節や脚にかけて神経

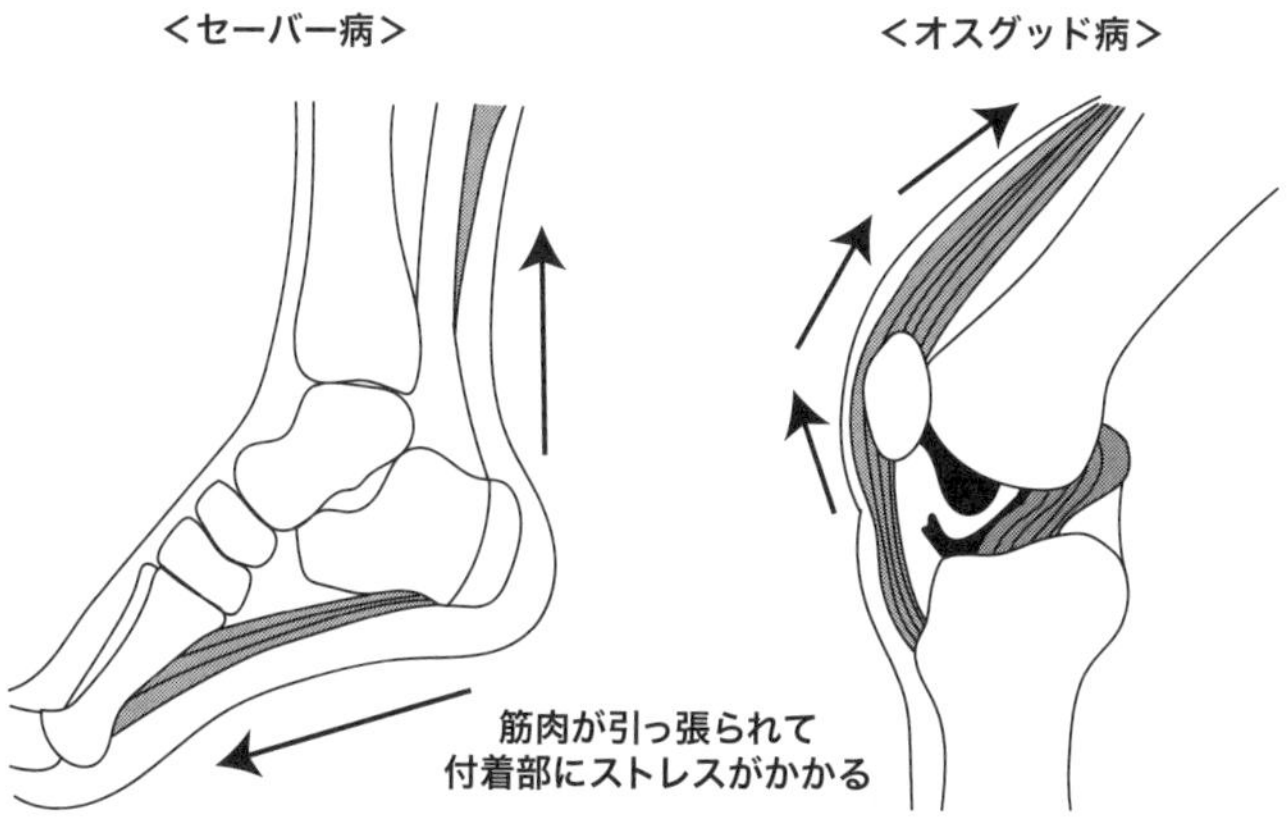
<セーバー病>
<オスグッド病>
筋肉が引っ張られて
付着部にストレスがかかる

痛が出てしまうのです。

成長痛の通常の治療方法……湿布、痛み止めの薬、テーピングなどが一般的です。

成長痛の根本的な治療方法

「オスグッド病」と「セーバー病」は、大腿四頭筋やふくらはぎの筋肉の緊張により、その筋肉の付着部を引っ張ることで痛みが出ているので、大腿四頭筋とふくらはぎの筋肉を緩める治療が必要です。大腿四頭筋とふくらはぎの筋肉は腰椎の神経が支配しているため、腰椎の神経の圧迫により筋肉が緊張していることがほとんどです。

そのため、腰椎の調整を行い、大腿四頭筋とふくらはぎの筋肉を緊張させている大元の原因を取り除く治療をします。子供の場合、「脊椎調整」が容易なため回復も早いですが、「オスグッド病」が悪化し、骨が隆起してしまうと痛みが残ってしまうことがあるため早期に受診して下さい。

「股関節痛」や太ももから膝にかけての痛みも腰椎からの神経痛のため、「腰椎調整」を行うことにより回復します。痛み止めの薬や湿布では根本的な治療にはなりません。

成長期のお子さんが脚を痛がる場合、腰がとても悪いというサインです。そのまま放置してしまうと大人になってから神経痛でとても苦しむことになりますので早めの治療が必要です。また、スポーツをしている子供たちは、痛みが悪化しやすい上に、スポーツのパフォーマンスも低下してしまいます。

症例①

十三歳の男子中学生。小学校低学年からサッカークラブで活動。十一歳くらいから膝のお皿の下に痛みを感じていた。その後、徐々に痛みが悪化してきたため、医療機関を受診。「オスグッド病」と診断された。湿布やサポーターを使用していたが、痛みは改善せず。ランニング時だけではなく、階段の上り下りや下り坂での歩行でも膝のお皿の下に痛みが出始めた。

親と一緒に受診し、腰椎の調整と大腿四頭筋（太もも前面の筋肉）の筋緊張を取り除く治療を開始しました。その間サッカー活動は数週間休んでもらい、治療に専念してもらいました。3回の治療で、太ももの筋肉の緊張が緩和し、5回目で、歩行での痛みは回復しました。通院6回程度で、階段昇降時の痛みも改善したので徐々に運動をさせ、ランニングや階段昇降時の痛みの消失を確認しました。10回目以降は、サッカーの練習に復帰し、軽くボールを蹴ることが可能になりました。それ以降ケアをしながらサッカー活動に完全に復帰していますが、現在は痛みはありません。

症例②

十歳の小学生。数ヶ月前からかかとに痛みが出始める。痛みはどんどん悪化し、普通に歩くことも困難になったため医療機関を受診。成長痛と診断され、湿布を貼っていたがまったく痛みは改善しなかった。

親に連れられて当院を受診しました。ふくらはぎの筋緊張が強いことを確認し、すぐに「腰椎調整」を開始しました。治療3回目で、ふくらはぎの筋緊張は緩和し始め、5回目で、かかとの痛みが楽になったと報告がありました。通院8回程度で、歩行時の痛みや階段昇降時の痛みは消失し、それ以降、ランニングなどの運動のときも、かかとの痛みは完全になくなりました。

このように、成長期の子供たちの身体トラブルは意外に多く、日常生活や学校生活に影響を与えます。原因がしっかり特定でき、その原因を取り除く根本的な治療を受けることができれば良いのですが、現在の医療ではなかなかそれができません。「脊椎調整」でしか根本的な治療をすることができないため、「脊椎調整」が正確にできる先生に治療してもらう必要があります。

子供たちに不調や痛みがあれば、必ず原因があります。検査などで異常が見られないと「原因不明」と言われます。検査では神経の圧迫が見えないからです。この原理がわかっている先生しか正確に診断することも根本的な治療もできません。

『ストレス』『性格的なもの』『思春期だから』など、これらは主な原因にはなりません。痛みで悩んでいる子供たちはたくさんいます。根本的な原因を特定し、根本的な治療を受けなくてはなりません。子供の頃から薬漬けにしてはいけません。

将来がある子供たちにこそ、「根本的に治す治療を受けさせる」ことを私は切に願っています。そして、根本的に治すことが当たり前であってほしいと思います。

もし、根本的な治療を受けることができなければ、今の医療では症状を抑えるためにずっと薬を飲み続けることになるのです。心身の不調や痛みが成人になってからも続くことなるのです。

腰痛や肩こりで悩んでいる大人たちと同じような悩みを抱えて、学校へ通うわが子の姿を誰も見たくはないでしょう。

少子化が社会問題になっている現在、日本の子供たちは宝です。私たちの誰もが、多くの子供たちがすくすくと育って日本の未来が輝かしいものであること願っています。

そのためにも、私たちがもっと医療の真実を知って、どんな治療法を行っているのか、それにはどんな効果があるのか、処方された薬はどんな副作用があるのかなど、もっとよく知るべきなのではないでしょうか。

本書では何度も「根本治療」という言葉を用いてきました。それは、現代の医療が症状を抑えるか、緩和させるかという対症療法なので、どうしてもスッキリ治らずに悩みを抱えたまま人生を送る人たちがいるためです。だから「根本の原因」にアプローチする「根本治療」を受けてもらいたいのです。

薬に頼って、その副作用により体調不良で一生苦労しないように医療は変わる必要があります。

さまざまな症状で悩んだときの対処法

さて、「脊椎調整」による「根本治療」で、多くの方の症状が改善されると解説してきました。

たぶん読者のみなさんは、ご自身の症状、不調、痛みは、いったいどこが原因なのか、自分で判断できたらいいのにと思われることでしょう。

しかし、自分の症状の根本的な原因がどこにあるのか判断するのはなかなか難しいものです。

そこで、症状別にどのように調べたら良いか、ここに列挙しておきます。自分で判断する目安として参考としてみてください。

ただし、私が実際に症状を診ていないので、この内容だけで確定診断とはなりませんのでご注意下さい。

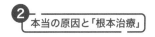

まず、医療機関で正確な診断をしてもらうことが必要です。

①画像検査などによる精密検査をして、明らかな病気の有無を確認する

②精密検査をしても何も見つからない場合、「神経を潰してしまっている」可能性が高い

①で精密検査をしてもらい、腫瘍や内臓など明らかな病気が見つかった場合、重大な病気ほど優先して治療を行う必要があります。

さらに、②のように明らかに症状があるのに、精密検査をしても異常が見つからなかった場合は、神経の圧迫の可能性が高いので、「脊椎調整」による特殊な治療が必要となります。

ただし、精密検査で病気が見つかった場合でも、神経の圧迫が確認されることも大いにありますので注意が必要です。

1．頭痛

頭痛を訴えられる方は、まず脳の検査をして、腫瘍や脳出血などがなければ、一般的な頭痛だと言えます。

その場合、頸椎2番で頭の表面を支配している神経を圧迫してしまっている可能性が高いので、「頸椎調整」により治すことができます。

「頭が締め付けられるような痛み」「目の奥や周りの痛み」「後頭部の痛み」「額や頬の痛み」「こめかみの締め付けや痛み」などの症状は全て、脳に異常がなければ、頸椎で神経が圧迫されていることが原因です。

2. めまい（メニエール病）

めまいがひどくて、脳の検査をして何も異常がなければ、一般的なめまいです。

その場合、三半規管ではなく、頸椎で神経を潰してしまっている可能性があります。頸椎調整によりめまいは回復します。

「急にグラッとする様な強いめまい」「ふわふわするめまい」「目がぐるぐるするような回転性めまい」「頭を傾けると出るめまい」「立ち上がるときに出るめまい」などの症状は全て、脳に異常がなければ、頸椎で神経が圧迫されていることが原因です。

3. 難聴・耳鳴り

難聴・耳鳴りに悩んで耳鼻科で検査をして、耳自体にトラブルがあれば耳鼻科で治療を受けましょう。耳自体にトラブルがなければ頚椎で神経を圧迫してしまっている可能性が高いので「頚椎調整」で神経の圧迫を取り除けば回復します。難聴・耳鳴りは、耳自体にトラブルがなければ頚椎と神経の問題です。

「音が聞こえづらい」「エレベーターに乗ったときになどに起こる圧迫感」「違和感のある聞こえ方」「耳鳴りの音の大きさもさまざま」などの症状は全て、耳自体に問題なければ、頚椎で神経が圧迫されていることが原因です。

4. 腕や指先のしびれや痛み

まず脳の検査で異常がないかを確認し、問題がなければ、腕や指を支配している頚椎下部の神経を潰している可能性が高いので、「頚椎調整」をすることで腕や指先のしびれや痛みは回復します。また、頚椎椎間板ヘルニアとの診断でも「頚椎調整」でほとんど回復します。

「首の痛み」「腕のだるさ」「腕の筋肉の張り」「肘の痛み」「腕や指先のしびれ」「指の関

節の痛みやこわばり」「指先の知覚異常」「握力低下」などの症状は、脳の検査をすることも大切ですが、脳に問題がなければ頸椎で神経が圧迫されていることが原因です。脳に異常がある場合にも、腕や指以外のところにも症状が出ることが多いので注意が必要です。

5. 脇腹やお腹にかけての痛み

背中、脇腹、お腹にかけてのしびれや痛みがある場合、医療機関で検査を受けて、肋骨骨折、帯状疱疹、内臓疾患などの診断がなければ、肋間神経痛の可能性が高いです。肋間神経は、背中（胸椎）から出ていきます。その出口で神経を潰してしまうことが原因で、背中（胸椎）の調整により根本的に治すことができます。

6. 肩の痛み

医療機関で肩に特別な病気がないか画像検査をして、異常なければ長年の頸椎からの神経によるものであると考えられます。頸椎下部の神経が肩周囲の筋肉を支配していますが、この神経を圧迫してしまうと、その筋肉が緊張し肩が壊れていきます。「頸椎調整」と「肩関節調整」により根本的に治すことができます。

また、画像で石灰が写る場合がありますが（石灰沈着性の関節炎）、石灰はたまたまレントゲンで写るだけで、痛みの原因にはなりません。

ケガ以外の肩の痛みは、頸椎での神経の圧迫により肩関節周囲が固まり、壊れてしまうことが多いのです。

7. 脚の痛み・しびれ・つり

股関節、太もも、ふくらはぎ、足先などに痛みやしびれがある場合、または脚の筋肉が急につったりする場合には、腰椎で神経を圧迫してしまっている可能性が高いです。しかし、脳や脊髄の病気がある可能性もありますので、最初に医療機関での検査が必要です。

腰椎で神経を圧迫してしまっているので、「腰椎調整」により回復します。

腰椎椎間板ヘルニア、腰椎分離滑り症、脊柱管狭窄症なども根本的な治療には「腰椎調整」が必要です。

「脚の痛み」「ふくらはぎや太ももがつる」などは、ほとんどが腰からの神経痛です。

また、少し動いただけでふくらはぎなどがつる、少し冷えたくらいでこむら返りになるのは、神経痛があるためで、年齢や気温差などは原因とはなりません。

8. 喘息（風邪でもないのに続く咳など）

まず、肺などに疾患がないか、または感染症がないかを医療機関で検査してください。その上で、医者に「様子を見ましょう」と言われたときには「脊椎調整」が必要となります。

気管・気管支は胸椎1番から3番（背中上部）の神経が支配しています。脊椎でその神経が圧迫されるために、反射的に咳が出ます。これが喘息の本当の原因で、「脊椎調整」により、その神経の圧迫を取り除くことで喘息は根本的に回復します。

小児喘息も同様です。

9. 動悸・過呼吸・頻脈

動悸・呼吸・頻脈がある場合、まず心疾患や肺疾患がないか医療機関での検査が必要です。もし心臓にも肺にも異常がなければ、自律神経失調症によるものと考えられます。

その原因は、年齢、更年期、ストレスなどではなく背中（胸椎）で神経を圧迫し、交感神経が優位に切り替わっているためです。「脊椎調整」により神経の圧迫を取り除くことで動悸、過呼吸、頻脈を根本的に治すことができます。

急なストレスがかかったときにも動悸、過呼吸、頻脈になりますが、これは一時的なもので自然に回復します。

10. 胃腸の不調

胃腸の不調がある場合、癌や感染症がないか医療機関での検査が必要です。もしそれらがない場合には、胃腸を支配する神経の圧迫が原因です。ストレスや年齢は胃腸の不調の原因とはなりません。

「胃炎」「吐気」「逆流性食道炎」「下痢」「便秘」「過敏性腸症候群」なども、全て神経の圧迫によるものです。

胃腸の不調を根本的に治さないと、年々状態が悪化し、最終的には胃潰瘍、十二指腸潰瘍、潰瘍性大腸炎など、潰瘍にまで進行してしまいます。

「脊椎調整」により胃腸を支配する神経の圧迫を取り除くことで根本的に回復します。

11. 頻尿・尿漏れ

頻尿と尿漏れは、泌尿器科で尿道や膀胱自体に病気がないか検査をし、もし異常がなければ神経の圧迫が原因の可能性が高いです。ストレスや年齢は関係なく、膀胱や尿道を支配する神経が脊椎で圧迫されることで正常に機能していない状態です。「脊椎調整」により神経の圧迫を取り除くことで頻尿と尿漏れは根本的に回復します。漢方薬などの薬では根本的な解決にはなりません。

「頻尿」「尿漏れ」「残尿感」などの原因のほとんどは脊椎で神経を圧迫していることが原因です。年齢やストレス、膀胱が硬い、骨盤周りの筋肉が弱くなったというのは関係ありません。

12. 自律神経失調症・不眠症

「精神的に不安定」「パニック障害」「うつ」「多汗症」「ほてり」「体温調節がうまくいかない」「食欲不振」「気持ち悪くいたたまれない」「不眠症」「朝起きれない」などの症状があり、医療機関で検査をしても何も病気が見つからなければ、自律神経失調症の可能性が高いでしょう。

自律神経失調症は、背中（胸椎）で自律神経系を圧迫することで、脳からの指令が正常に身体や内臓に伝わらなくなり体調を崩してしまいます。「脊椎調整」により自律神経系の圧迫を取り除くことで、自律神経失調症は回復します。

13．婦人科系トラブル

「生理痛」「生理不順」「排卵異常・停止」「ホルモンバランス異常」「子宮内膜症」などの婦人科系トラブルがある場合、癌などの重大な病気がないか医療機関で検査することが大切です。もし、特別な病気が見つからない場合には、子宮や卵巣を支配する神経を潰してしまっている可能性が考えられます。

子宮や卵巣は、脳から指令を受けて正常に働くことができます。しかし、脊椎で神経が圧迫されていると、脳からの指令が狂い、子宮と卵巣の状態が悪化していきます。「脊椎調整」によりその神経の圧迫を取り除くことで、子宮と卵巣の状態は正常に戻っていきます。根本的に治すためには「脊椎調整」が不可欠です。

子宮や卵巣が良い状態かどうかを判断する目安としては、「生理の周期がほとんどずれない」「生理痛や生理のときの不調がない」かどうかが挙げられます。

「生理の周期がよくずれる」「生理が重い」などは、子宮や卵巣にトラブルがあると考えてください。悪い状態が続くことで、排卵異常や子宮内膜症などになってしまい、不妊症になりやすくなってしまいます。

14. スポーツ障害・子供の成長期の痛み

アスリートで股関節・膝・スネなどの痛みがある場合、画像検査で特別な病気がなければ、腰からの神経痛の可能性が高いです。成長期の子供たちが脚を痛がる場合も同様で、画像検査で異常がなければ、腰からの神経痛が原因です。

骨肉腫などの特別な病気が見つからない限り、腰からの神経痛が原因ですから、「腰椎調整」により神経の圧迫を取り除くことで根本的に回復します。骨が伸びて痛みが出るとされる成長痛は、実際は神経痛なのです。

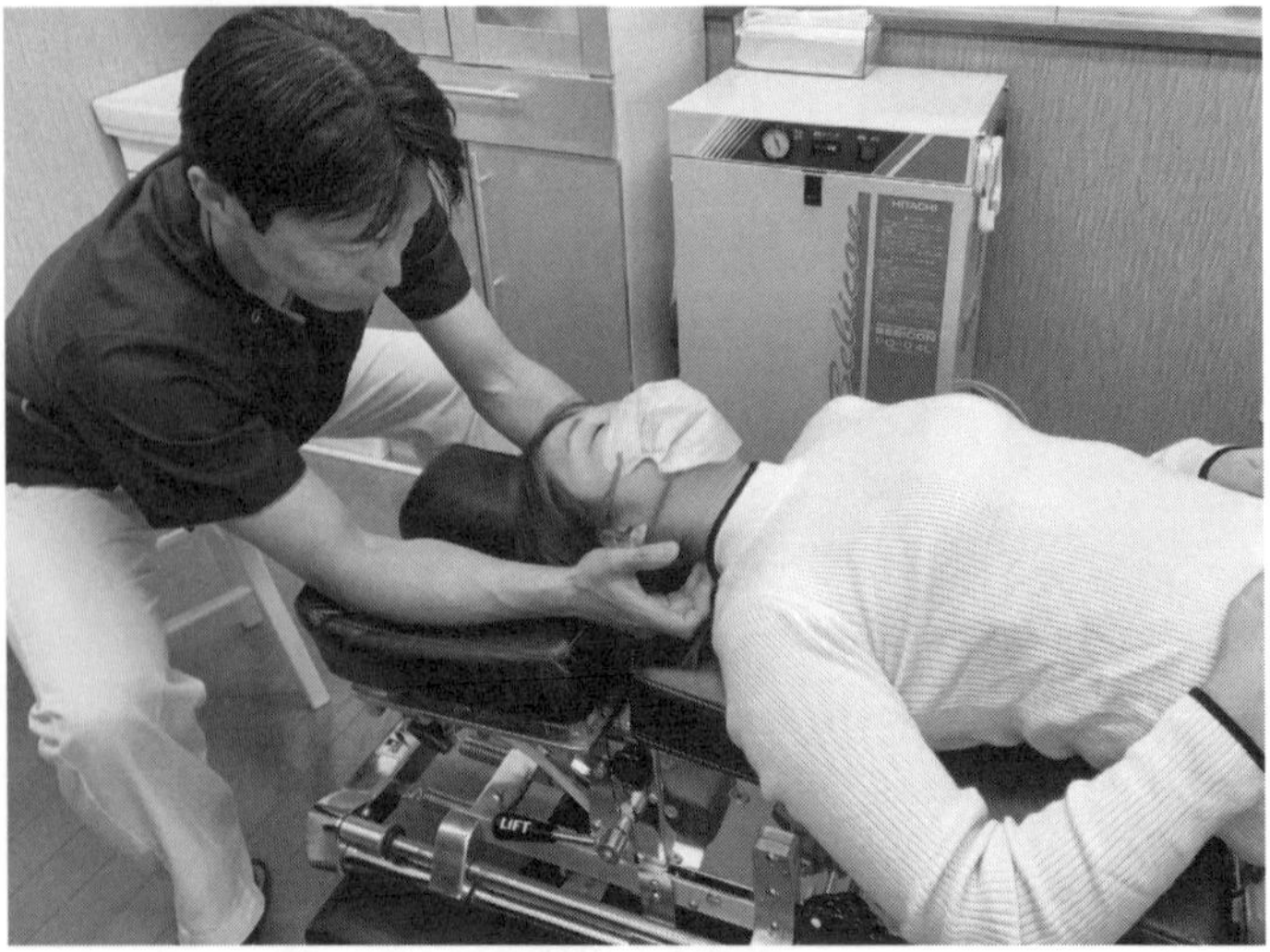

＜施術中の様子＞

第3章

アスリートのための「脊椎調整」

スポーツを安全に楽しむために

子供から大人までスポーツを楽しんでいる人の人口は年々増えているそうです。スポーツといっても、推定1千万人以上がやっているジョギングやランニングのような気軽に始められるものを含め、さまざまなスポーツ競技があります。ボウリングや水泳などは競技人口が多く、続いてサッカーや野球とスポーツ活動に参加している方も何百万人といるそうです。中には本格的に練習し、プロを目指しているアスリートたちもいるでしょう。

どんなスポーツでもやるからには、早く上達したいものです。しかし、いくら練習してもなかなか上手くならなかったり、思うようにプレーできなかったりと、悩んでいるアスリートも多いのではないでしょうか？

また、スポーツでは練習や競技中に思わぬケガをすることも少なくありません。そのために思うように練習できなかったり、ケガの再発などで苦しんでいるアスリートもいるはずです。

スポーツを愛し楽しみながら目標を定めて上達していくためには、日々のトレーニングや練習が欠かせません。それもケガを極力しないように正しい身体のトレーニングが必要となります。

私は治療家になる前には、スポーツが好きでサッカーやモーグル、ホッケーのアスリートとして競技を楽しんでいました。日々、どうしたらもっと速く走れるのか、もっと能力を高められないかと試行錯誤を繰り返し練習していたものです。

その後、アスリートとして得た体験で人間の運動能力の奥深さに気づき、カナダの大学に行き、最新のスポーツ科学を学びました。

ですから、スポーツのこと、アスリートの悩みに関しては私の専門的な知識が役立つだろうと思います。もちろん本書では、治療という側面からお話ししていきます。

さて、アスリートとして、どうしたら自分の持っている力、能力を１００％発揮できるのでしょうか？

また、ケガをしやすいアスリートはどこかに原因があるのでしょうか？

アスリートにとって大切なことは、もちろんその競技が好きだということが一番なのですが、身体に限って言えば、

「スポーツは身体をどこまで強く、速く、大きく、正確に動かすことができるか」

という一見当たり前のことが重要になります。

なぜなら、どんなスポーツでも、腕や手、肩、膝や脚など、身体中の筋肉を使い、どこまでパフォーマンスを出せるか、が勝負となるからです。

アスリートのパフォーマンスを向上させるために必要となるのは、

①筋力、パワー
②身体、筋肉の柔軟性
③関節の可動域
④持久力
⑤器用さ
⑥スピード

です。

それでは順を追って解説していきましょう。

①筋力、パワー

筋力は、どのスポーツ選手にとっても、とても大切なものです。基本的に太い筋肉ほどパワーを出すことができます。筋力トレーニングと適切な食事により効果的に筋力を増強することができます。

ポイント

胃腸に何らかの不調があるアスリートの場合は、タンパク質や大切な栄養素の吸収が悪くなるために、身体作りが不利になります。また、疲労回復も遅れてしまうため、パフォーマンスの低下に繋がります。胃腸を常に良好な状態に維持することがアスリートにとってはとても重要な点となります。

また、神経痛がある場合、その神経が支配している筋肉が萎縮するため、神経痛は確実に治す必要があります。例えば、腰が悪く、腰椎で少しでも神経を圧迫していると、太ももやふくらはぎの筋肉が落ちてしまいます。そのため、脊椎で神経の圧迫がある場合には、「脊椎調整」により、その神経の圧迫を取り除く必要があります。

②身体、筋肉の柔軟性

アスリートにとって柔軟性はとても大切なキーワードです。柔軟性のある筋肉と身体をつくることによってパフォーマンス向上に加え、ケガの予防にもなります。筋肉が緊張していると、パワーも落ち、すぐに筋肉が疲労します。また、肉離れや腱の炎症も起こしやすくなります。

柔軟性の向上には、日々のストレッチがとても大切になります。特定の部位のストレッチでも効果がありますが、身体全体の筋肉を時間をかけてしっかり伸ばすことでより効果が高くなります。

ポイント

ストレッチをしっかりと行っていても、神経の圧迫がある場合にはなかなかその筋肉が弛みません。

例えば、ストレッチをやっていても太ももの裏側の筋肉がなかなか弛まない場合、坐骨神経痛が疑われます。坐骨神経痛は、初期の場合には痛みがなく、太ももの筋肉の張りだけが現れます。そのため、すぐに腰が悪いと気づかないことが多いものです。坐骨神経は、太ももの裏や、ふくらはぎ、足の裏の筋肉を支配しています。その神経を腰椎で少しでも圧迫していると、太ももの裏やふくらはぎの筋緊張が起こります。「腰椎調整」により、この神経の圧迫を取り除かない限り、筋肉の張りは治りません。

③関節の可動域

関節の可動域制限があることで、アスリートのパフォーマンスはすぐに低下してしまいます。例えば、野球のピッチャーは肩甲骨や肩関節の可動域が大きいほど投げる球速が向上します。また、フィギュアスケートや体操なども、関節の可動域が大きいほど美しい演技ができ、身体も大きく使うことができます。

ポイント

関節の可動域は、その関節周囲の筋肉の緊張で決まります。②の説明と同様で、日々のストレッチがとても大切になります。ただし、その筋肉を支配している神経の圧迫がある場合、その神経の圧迫を取り除かないとその筋肉は弛みません。

ピッチャーが速い球を投げるには肩甲骨や肩関節が十分に動く必要がありますが、もし頸椎にトラブルがあり神経を少しでも圧迫していると肩周りの筋肉が緊張し、スムーズに肩を振ることができなくなります。腕、肩周り、肩甲骨周りの筋肉を支配している神経は、全て頸椎に出口があるためです。

④持久力

マラソンや陸上の長距離走はもちろん、サッカーや水泳などの競技も高い持久力が求められます。競技中に良いパフォーマンスを維持するためにも持久力をつけることはとても重要です。持久力の向上には、やはり日々のトレーニングが大切です。ただし、持久力も筋肉の状態で左右されてしまいます。例えば、筋肉に張りがある状態では、すぐに疲労し持久力は落ちます。

ポイント

マラソンなどで長時間競技をする場合には、出来るだけ筋肉の緊張を緩和しておくことが大切です。しっかりと弾力がある筋肉の状態だと良いパフォーマンスが長く維持できます。

②、③と同様に、神経の圧迫がある場合、正しい伝達が失われるために筋肉が緊張してしまいます。ですから神経の圧迫は治しておくことが大切です。また、疲労が溜まってしまうと筋肉が緊張するので、休養とストレッチも大切です。

⑤ 器用さ

スポーツは、腕や肩、身体、脚や膝などを自分の感覚通り、正確に動かす必要があります。例えば、バドミントンやテニスなどラケットを使うスポーツでは、ほんの少しのズレが勝敗を左右します。バスケットボールのシュートやバレーボールのアタックなども同様です。自分のイメージ通りに身体や手足が動くこと、これが良いパフォーマンスを発揮するために重要です。

ポイント

全ての筋肉は脳のイメージが神経を通して筋肉に伝えられ、収縮させて動くことができます。人間は、同じ動作を繰り返すこと（反復練習）により、スムーズに、そして正確に身体や手足を動かすことができます。自分の筋肉が思う通り正確に動くように、脳は指令をコントロールしています。

しかし、その筋肉を支配している神経を少しでも圧迫していると、脳からの正確な指令に誤差が出てしまいます。そのため、せっかく練習をしていても、脳からの正確な指令が正しく伝わらず、プレーに微妙なズレが出てきてしまうのです。

例えば、サッカーのボールタッチなどのテクニックは、足の細かなステップや繊細な動きが要求されます。華麗なパフォーマンスができる選手はボールタッチが滑らかであまりミスをしません。バスケットボールのシュートも同様に毎回正確に身体が動けばシュートの成功率は向上します。

⑥スピード

俊敏に動けること、これは多くのスポーツで有利な能力となります。俊敏な動きはトレーニングや練習により向上します。ただ、スピードに関しては生まれ持った運動能力も大きく関係します。陸上の短距離走や、バドミントンなど素早く動くスポーツなどでは勝敗に大きく影響します。

ポイント

スピードも神経の圧迫により左右されることが多いのです。神経の圧迫がある場合には「脊椎調整」によって取り除く必要があります。もともとスピードがある選手でも神経の圧迫があると、神経の伝達が少し遅くなったり、筋肉に緊張があったりしてスピードが低下してしまいます。

アスリートが良いパフォーマンスを維持するためには、練習だけではなく、身体をしっかりメンテナンスすることがとても大切です。ここでは、スポーツ競技のアスリートたちのために、あまり気づかれない上達を阻む要因を解説しました。本書の趣旨から、アスリートの感覚を伝える神経に障害があると、良いパフォーマンスが出せないことが少なからずあることを知ってもらいたいのです。単に湿布やマッサージなども悪くはありませんが、「脊椎調整」により元から治すことができればパフォーマンスはかなり向上させることが可能なのです。

練習をいくら頑張っていてもなかなか上達しない場合、身体のどこかにトラブルがあることが多いものです。しかし、そのトラブルの原因がどこにあるのか見極めることができる専門家はかなり限られてしまいます。

なお、長時間の練習や、毎日過度なトレーニングが続くと、身体の回復が追いつかず逆にパフォーマンスが低下してしまいます。アスリートは身体の休養も練習のうちと思って下さい。また、ストレッチにあまり時間を取らないアスリートもまだ多い印象です。ストレッチはとても大切なのでしっかりと時間を取って行ってください。

本格的にスポーツのパフォーマンスを向上させるためにも、脳からの神経網をチェックして、どこかに神経を圧迫している箇所があれば「脊椎調整」という特殊な治療アプローチで改善できるということを知っておいてもらいたいのです。

スポーツ障害と「脊椎調整」

さまざまな競技で活躍するアスリートたちを悩ますものとして、「スポーツ障害」があります。アスリートたちはトレーニングや練習によって日々、肉体の強化やパフォーマンスの向上に努めていますが、それと同時に絶えず注意を怠らなくてはならないのがアクシデントによるケガや身体の部位に過剰な負荷がかかることによって起こる障害です。ですから、アスリートたちは常に身体の調子をチェックしながら「スポーツ障害」に注意を払って練習しなければなりません。

代表的なものに「シンスプリント」「オスグッド病」「ジャンパーズニー」「野球肩、水泳肩」「テニス肘、ゴルフ肘」「アキレス腱炎」「肉離れ」「足関節捻挫（足首の捻挫）」があります。

当院にも、子供から大人まで、アスリートたちがこれらの「スポーツ障害」に悩んで来院されますが、正しい処置を行わないと痛みや違和感がなくならないばかりか、競技のパフォーマンスが低下する恐れもあり、最悪の場合は日常生活にも支障をきたすこともあります。

●シンスプリント

シンスプリントは、足のすねの内側に痛みが出るもので、ランニングやジャンプのときに痛みが出やすく、一般的に運動選手に多いトラブルです。原因は、走り過ぎや繰り返しのジャンプなどで負荷がかかったためだと言われていますが、主な原因はそこではなく、腰椎で神経を圧迫してしまっていることが原因であることが多いのです。

脚の筋肉はすべて腰椎から出てくる神経が支配しているため、腰椎で神経を圧迫してしまうと神経痛の影響で脚の筋肉が緊張します。その状態で運動をしていると筋肉の付着部に負担がかかり、ついには痛みが出てきます。シンスプリントを根本的に治すには「腰椎調整」を行う必要があります。

シンスプリントがある選手は既にパフォーマンスが落ちているので、「腰椎調整」をして根本的に治さない限り、もともと持っている能力を発揮することができなくなります。

●オスグッド病（174～180ページ、「成長痛」で詳しく説明しています）

●ジャンパーズニー（106～111ページ、「膝のトラブル」で詳しく説明しています）

●野球肩、水泳肩

何度も繰り返す野球のピッチング動作や水泳のストロークの動作は、肩関節や肩甲骨を酷使します。肩関節や肩甲骨に何のトラブルもなくスムーズに動いていればパフォーマンスも良いし、壊れることもありません。

しかし、肩関節周囲で筋肉の緊張があり、スムーズに動かすことができなくなるとパフォーマンスが落ち、さらに肩が壊れていきます。肩関節周囲の筋肉は、全て頚椎から出てくる神経が支配しており、頚椎で神経を潰してしまうと神経痛の影響で肩関節周囲の筋肉が緊張します。

これが野球肩・水泳肩の本当の原因です。そのため、「頚椎調整」を行い、頚椎で潰してしまった神経の圧迫を取り除く治療が必要となります。さらに肩関節・肩甲骨の調整をすることでパフォーマンスはかなり向上します。

当院でも野球や水泳の選手が多数来院されていますが、治療とともにピッチングの球速、水泳のタイムは向上しています。野球肘についても同様の原因で起きるので、頸椎の調整をおこないます。

●テニス肘、ゴルフ肘（88～93ページ、「肩、肘のトラブル」で詳しく説明しています）

●アキレス腱炎

かかとのすぐ上の辺りに痛みが出るのがアキレス腱炎です。ランニングやジャンプでとくに痛みが出ます。アキレス腱炎の原因はふくらはぎの筋肉の緊張が原因です。ふくらはぎの筋肉は坐骨神経が支配している筋肉なので、ふくらはぎが緊張する場合、坐骨神経痛の可能性が高いのです。

そのため、アキレス腱炎を根本的に治すた

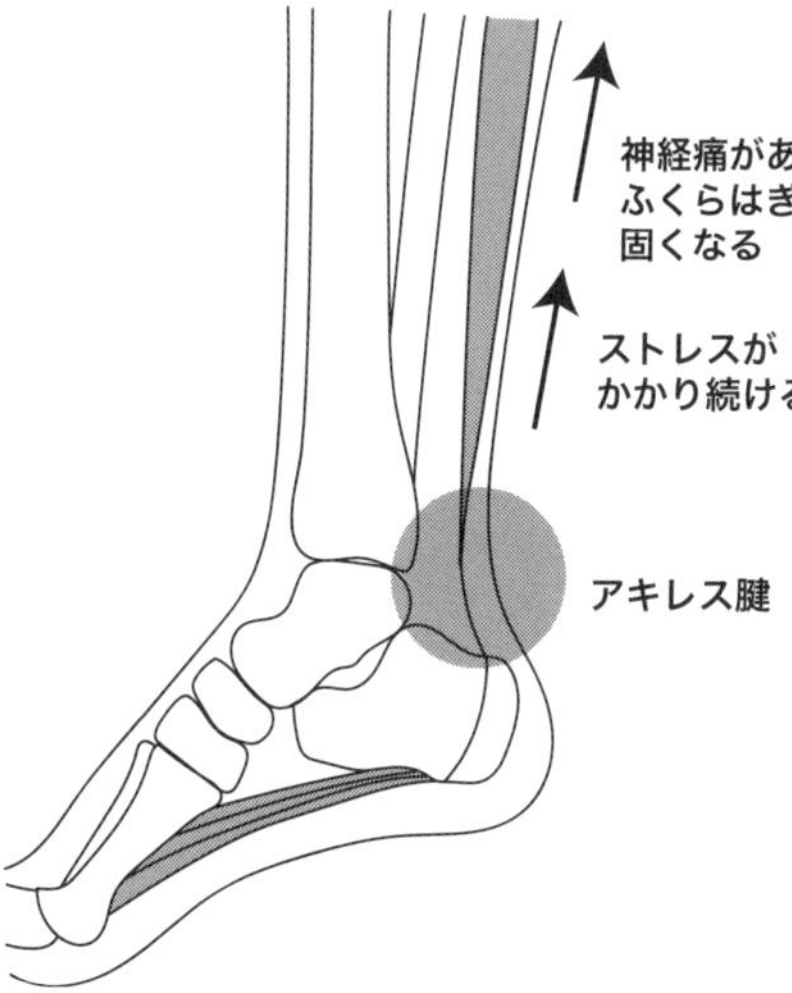
神経痛があると
ふくらはぎが

めには「腰椎調整」により坐骨神経痛を治し、ふくらはぎの筋肉の緊張を取り除く必要があります。アキレス腱炎を根本的に治さないと最終的にはアキレス腱を切ってしまうことがあるので注意が必要です。必ず「腰椎調整」により根本的な治療を受けて下さい。

アキレス腱炎がある場合、脚の筋肉の緊張と筋力低下があるため、運動のパフォーマンスは落ちていると考えられます。

●肉離れ

肉離れは、太ももやふくらはぎが多く、運動中、あるいは競技中に突然、筋肉に痛みが出ます。繰り返しの動作により、徐々に筋肉が壊れていく場合もあります。肉離れは筋肉の繊維が損傷するもので、ひどい場合には回復に数ヶ月かかることもあり、選手生命に影響を及ぼすこともある重大なケガの一つです。

肉離れになる原因は、筋肉が緊張状態のまま過度に運動しているために起こります。筋肉は疲労でも緊張してしまうので、適度な休息と十分なストレッチが必要です。しかし、肉離れになる一番の原因は神経痛が関与しています。腰椎で神経を圧迫している場合、太ももやふくらはぎの筋肉は緊張していますが、その状態で運動を続け、限界を超えた瞬間、肉離れが起きます。

肉離れをする選手は腰椎での神経の圧迫が考えられるので、「腰椎調整」により神経の圧迫を取り除く必要があります。「腰椎調整」により、筋肉の緊張がなくなると、肉離れの予防にもなることはもちろん、さらに運動のパフォーマンスが向上します。

●足関節捻挫

足首の捻挫は、一般の人が歩行中のアクシデントで起こしますが、スポーツでも多く、アスリートたちを悩ませます。しかし、同じスポーツをしていて、同様の練習をしていても、よく捻挫をする選手とそうでない選手がいます。この差は何でしょうか?

これは足自体の問題ではなく、腰の状態が良いかどうかで決まります。

足首の捻挫は、急激にある方向へのストレスが加わることで、足関節の可動域の限界を超えてしまい、靭帯や関節包が損傷してしまうものです。急にストレスが加わった瞬間、足首を一瞬で反対側に戻したり、身体の荷重を上手に逃がせれば捻挫を防ぐことができます。しかし、その反応が遅い選手はすぐに捻挫をしてしまうのです。

腰が悪く、神経を圧迫してしまっていると、その反応の速度が低下してしまいます。そのため、腰が少しでも悪い選手は頻繁に足関節の捻挫をしてしまうのです。

足関節の捻挫を癖にしないためにも腰椎の調整を行い、脚の筋肉の反応速度を保つことが大切です。

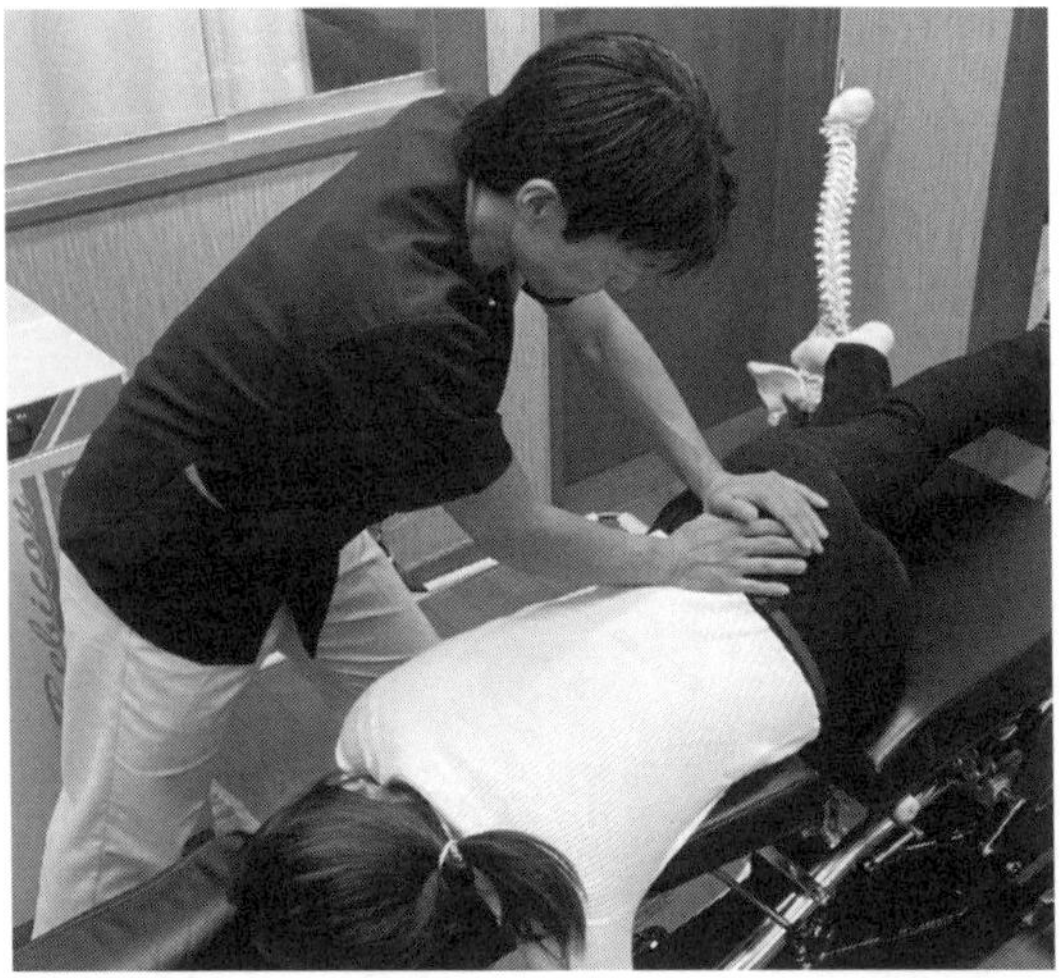

第4章

「脊椎調整」の治療アプローチ

脊椎の構造と脊椎調整の方法

さて、前章では、当院に通院される患者さんの症状の中で、みなさんも耳にしたことのある病名を取り上げ、医療機関ではどのような処置をするのか、当院が考えるその根本原因は何か、どのような治療で治っていくのかを具体的にまとめてみました。

その中で、当院の根本治療として、『脊椎調整』という言葉を頻繁に使っています。この「脊椎調整」とは、あまり聞きなれない名称だと思います。

なぜなら私が生み出した根本治療法に付けたオリジナルの名称だからです。

この章では、この「脊椎調整」とは何か、またどのような手技治療なのかをできるだけわかりやすく解説していこうと思います。

まず「脊椎」について解説していきましょう。

脊椎とは、椎骨と呼ばれる骨が積み木のように重なったものです。

・頸椎が７個
・胸椎が12個
・腰椎が５個
の合計24個あります。

この椎骨が正常な状態で連なっているかどうかを確かめることが、とても重要になります。なぜなら椎骨の役割こそが、神経症状にトラブルを与える原因にもなっているからです。

そこで行うのが「脊椎調整」なのですが、「脊椎調整」とは、椎骨のねじれを調整により正常な位置に戻したり、脊椎の圧迫などを取り除く方法です。

脊椎が捻れたり圧迫があると、椎間孔と呼ばれる孔が狭くなり、そこから出てくる神経を潰してしまいます。神経を潰してしまうことで、さまざまな症状や不調、痛みが出てしまうのです。

そのため、この神経の圧迫を逃すために『脊椎調整』が必要となるのです。

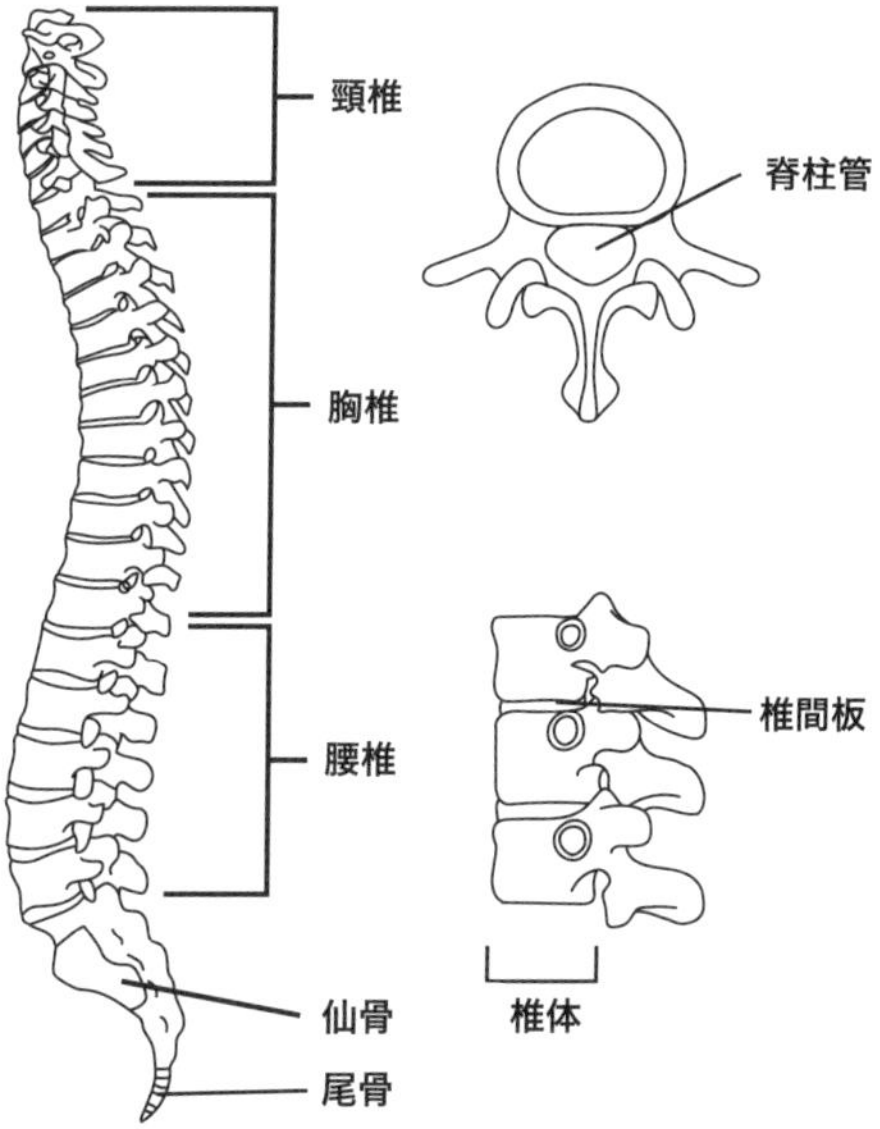

「脊椎調整」を行う際のポイント

「脊椎調整」を行う際に、大切なポイントがあります。それは椎骨にある三つの突起です。これは縦に一つ（棘突起）と、横に二つ（横突起）あります。

この突起の並びは指で確認することができます。この突起の並び方のわずかなずれを指で感じ取ることによって椎骨のねじれを確認することができるのです。ただし、レントゲンでも見えないミリ単位の世界なので、ねじれを確認するには経験と高度な技術が必要です。

そして、この三つの突起を使って調整を行います。「脊椎調整」にはさまざまな種類があり、頸椎、胸椎、

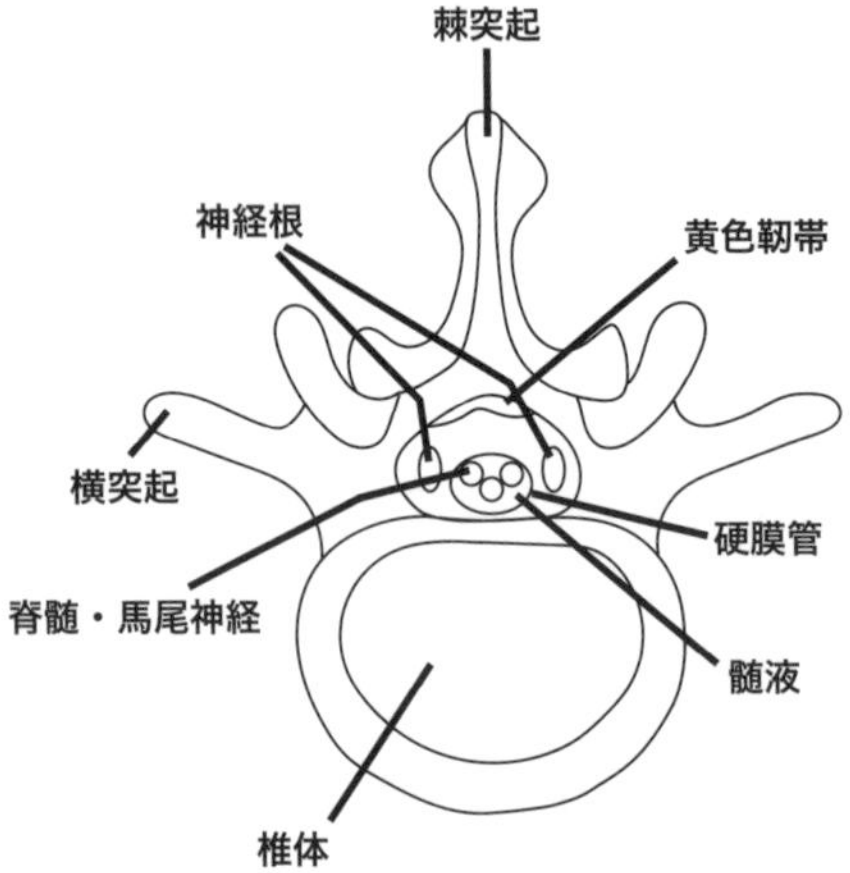

腰椎で調整の治療方法は変わります。また、頸椎調整の中でも調整方法にはいくつか種類があります。

脊椎のねじれ方、ねじれや圧迫の度合い、脊椎の固まり具合などは個人差があるので、その状態に合わせて適切な「脊椎調整」を行う必要があります。また、性別、体格、年齢などでも脊椎調整の方法をその人に合うように行います。

最も基本的な「脊椎調整」の方法は、一度で調整するのではなく、調整の回数を重ねてゆっくり丁寧に調整することです。ミリ単位で脊椎を調整していくので、強引に調整することなく、少しずつ調整することが大切です。

脊椎のねじれは調整で治っていきますが、長年の生活行動の癖で、最初の数回の調整では戻ってしまう力が強いものです。そのため、ある程度治っても、また癖でねじれが戻らないようにケアすることも大切となります。

脊椎を良い状態にしておくことで、神経の圧迫がなくなり、体調も良い状態を保つことができます。神経痛やさまざまな症状で悩んでいた方も、「脊椎調整」により回復し、その後もケアを続けることで予防ができます。

また、自律神経系（背中）の圧迫をずっと予防することができれば、体調を崩すことが大幅に減ることにつながり、病気の予防にもなるのです。

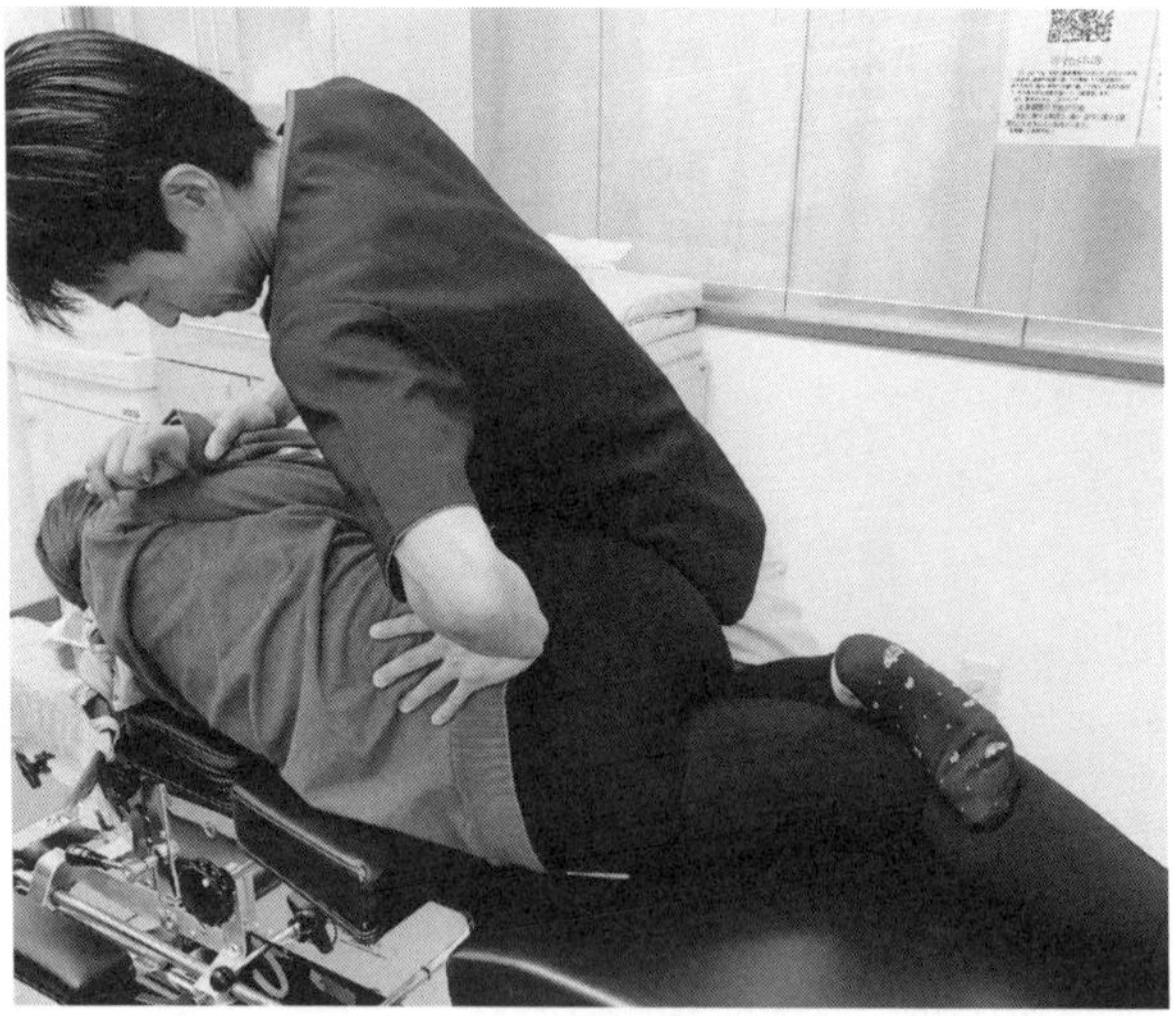

検査しても原因不明？

最近では、医療機器の進歩により、医療検査の技術は飛躍的に向上しています。

例えば、血液や尿の検査だけでも身体の状態を知ることができるし、画像診断などは以前よりもさらに正確に写るようになりました。

しかし、なぜ痛みや不調があって医療機関で検査しても、原因不明や異常なし、と診断されてしまうことがあるのでしょうか？

当たり前のことですが、「症状があるのに異常がない」わけがありません。

症状があるのなら、そこには必ず原因があるはずです。

「腰痛」や「坐骨神経痛」が明らかにあるのに、レントゲンやＭＲＩなどの画像診断をしても、とくに異常がないと言われてしまう……。

その理由は、「**神経の圧迫は画像では見えない**」からです。

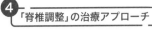

椎間孔（椎骨と椎骨の間にある孔）が狭くなり神経を潰しているところは、非常に微細な個所なので画像で見ることは困難です。つまり、ＭＲＩでさえ見えない細かく繊細な部分のために画像では写りにくいのです。

そのために、腰椎にトラブルがあるにも関わらず、画像上は異常が発見されず、見過ごされていることが多くあります。

しかも、画像上異常がないと判断されると、「腰には何もトラブルがないので、ストレスや思い込みで腰が痛いと感じているのでしょう。心療内科を受診してください」と、心の病気であることを医者から言われてしまうこともあります。

ストレスや思い込みで、痛みなど出るはずがありません。

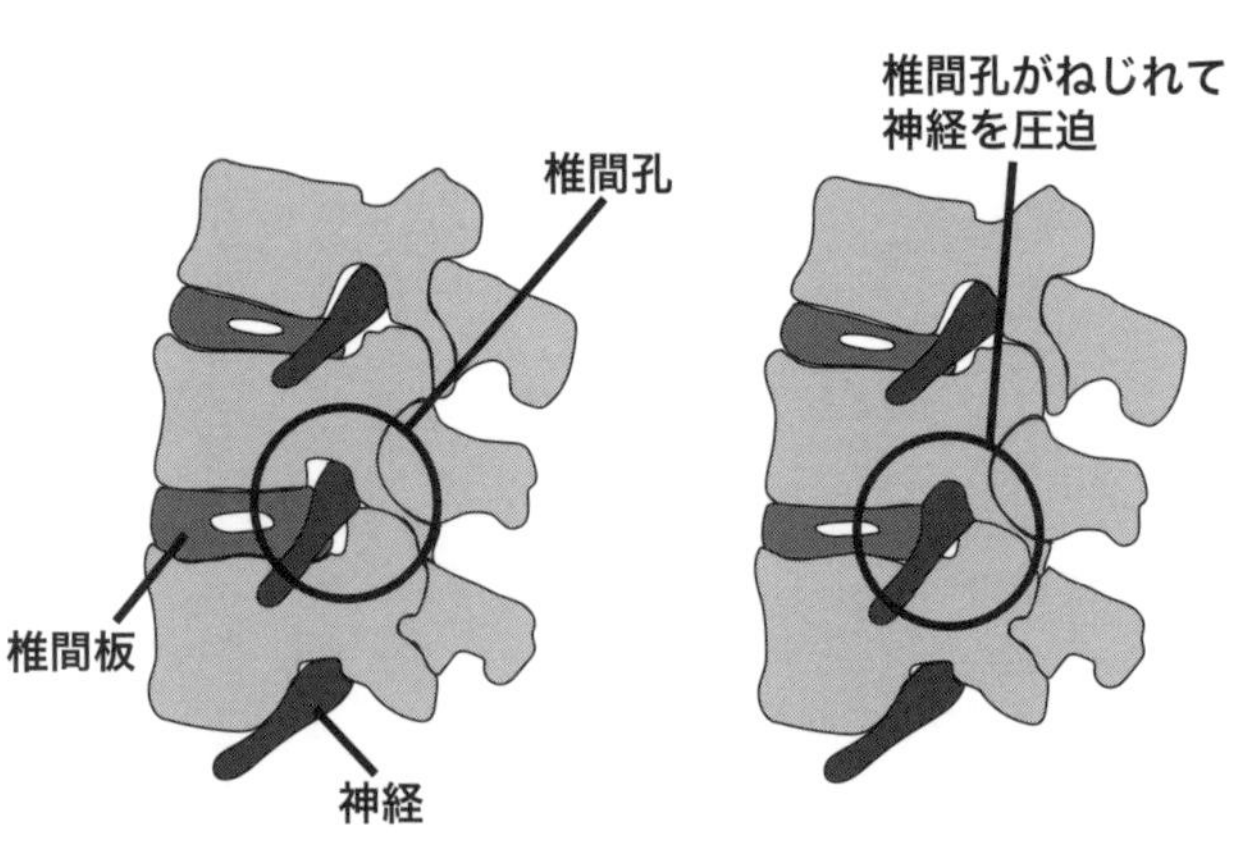

もう一例を挙げましょう。

不眠や長引くだるさなど体調不良で受診し、血液検査や尿検査など精密検査をしても、とくに異常がない……。こんな症状の方は決して少なくありません。

通常では、感染症や病気が発見されない限り、このような症状を訴える患者さんには「自律神経失調症」という診断が下されます。

しかし、「自律神経失調症」は検査などで結果が出るものではありません。

また、胃の調子が悪く、吐気や気持ち悪さが続く症状を訴えて、病院で胃カメラでの検査をする方もいらっしゃると思いますが、何度検査をしても異常がないと言われるのに症状が改善しないという方も少なくありません。

その場合もまた、ストレスのせいと済まされてしまいがちですが、もちろんストレスのせいではありません。

これは、胃を支配している神経を背中のある部位が潰しているので、胃が正常に働かないからです。注意すべきなのは、このまま放っておくと、「逆流性食道炎」や「胃炎」となり、最悪の場合には、「胃潰瘍」となってしまうことです。

このように検査の技術が向上したとしても、実は本当の原因を見つけることは非常に難しく、神経の働きを正確に把握している専門家にしか正しい判断ができません。

さらに、その原因がわかったとしても、その根本的に治すためには「脊椎調整」の技術が必要になり、専門的な知識、技術、経験が必要となります。

自律神経系に関することについては59〜64ページ「自律神経系に関する症例」でも詳しく説明していますので併せてご覧ください。

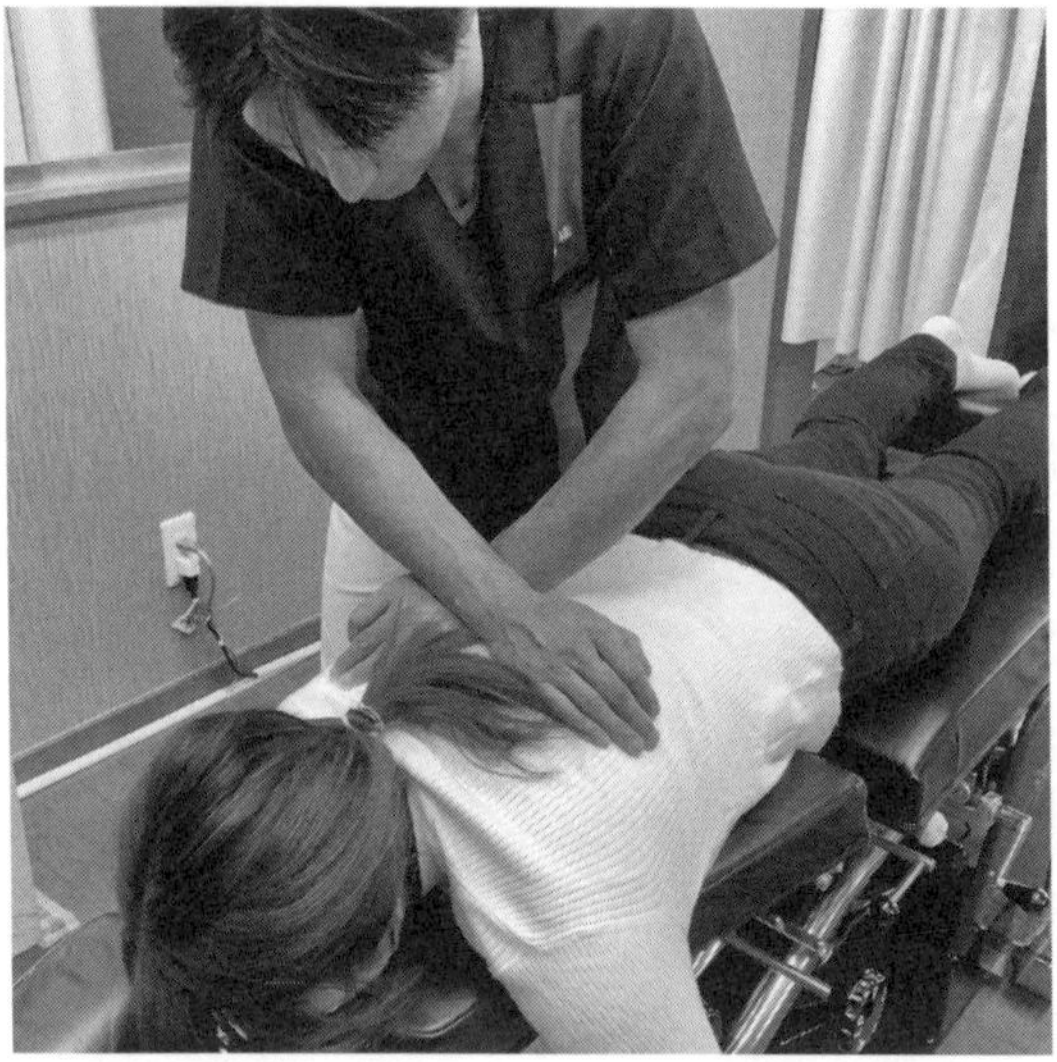

第5章

あきらめないで！
「根本治療」で治す

治療を諦める前に……

ここまでお話ししてきたように、医療機関を受診しても治らず、治療を諦めている方は、「脊椎調整」という根本的な治療方法で治せる可能性があります。

『この症状は完治できないので一生付き合っていきましょう』

『いくら検査をしても異常が見当たりませんね』

『薬を飲んで様子を見ていて下さい』

医療機関を受診し、このようなことを言われてしまっている方は、実は脊椎で神経を圧迫してしまっている可能性が高いと思われます。

諦める前に、「調整治療」「脊椎調整」を受けてみてください。

また、すでに診断を受けていても、今ある症状の全てがそのせいだけと考えず、いろんな方面からも見てみて下さい。

少し例を挙げてみます。

根本治療で回復した症例

1. めまいで悩む六十代の女性の例

こちらの方は、二十代の頃にめまいが発症し、医療機関を受診しました。精密検査をしたところ、小脳に障害が見つかりました。

医師からは「めまいがあるのは、小脳の障害のせいです」と説明を受けました。

その後、数十年間、ずっとめまいの薬を飲み続けなければならなくなり、さらに、すっきりと治ることはなく数十年の間、めまいとともに生きてきたのです。

その後、知人から当院のことを教えてもらいご相談に見えました。そこで早速、頸椎を調べてみると、やはり調整が必要な状態だったので早速「頸椎調整」を行いました。

「頸椎が圧迫されているので少しずつ調整していきますね。必ず良くなりますから安心してください」と励まし、通院6回目あたりから、めまいが軽減し始めました。

通院8回目では、ふらつきもなくなり通常歩行が可能になったと喜んでいました。通院11回目で、めまいはほとんどなくなり、その後もケアを続け、めまいは完全になくなりました。現在では長年飲み続けていた薬とも縁が切れました。

この方は長年めまいで苦しんできましたが、実はめまいは小脳の障害のせいではなかったのです。この方のめまいも、通常のめまいと同様で、頸椎で神経を圧迫していたことが原因でした。

たまたま小脳に障害が見つかったので、めまいの症状の原因と診断されましたが、小脳の障害がめまいの症状を起こしているのではありませんでした。

また、長年飲まなくてもよい薬を飲み続けたことで、内臓の不調もありました。もし最初に、正確に診断ができ、さらに「脊椎調整」ができたとしたら、この数十年、めまいと薬の副作用で苦しむことはなかったでしょう。

2. 関節リウマチで悩む六十代の女性の例

こちらの方は、四十代から腰や膝の痛みがあり、五十代に入ると指の関節のこわばりなどが出てきたため医療機関を受診しました。血液検査などを行い、「関節リウマチ」と診断されたとのことでした。

薬で治療を続けたものの、腰や膝の痛みは徐々に悪くなってしまったそうです。医療機関で相談しても、「腰や膝には異常がありません。腰や膝の痛みはリウマチのせいなのでずっと薬を飲んでいきましょう」と言われるそうです。

その後、家族が当院のことをネットで見つけ、来院されました。初回から腰と膝の治療を開始（腰椎調整と膝関節の調整）したところ、通院から4回程度で、膝の可動域が改善し始め、腰痛も軽減されました。さらに6回目の治療以降、歩行時の痛みがなくなったと報告されました。通院8回程度で、膝の可動域は正常になり、通院11回目を過ぎると、腰と膝の痛みはほとんどなくなったと喜ばれました。

確かに関節リウマチの方は、関節の変形が進行しやすくなってしまいます。しかし、腰や膝が壊れていく過程や、痛みの出るメカニズムは通常の方とあまり変わりません。

この方も、リウマチを発症してしまいましたが、もともと腰椎に圧迫があり、神経を潰していたため、腰痛が出ていました。さらに大腿神経痛と坐骨神経痛もあったため、膝の負担が大きくなり変形性膝関節症も発症していました。

リウマチの薬を飲んでいても、腰椎の圧迫や膝関節の変形が治るわけではありません。リウマチの方も、そうでない方も、「調整治療」「脊椎調整」により神経の圧迫を改善させ、痛みを取り除くことはできます。

また、リウマチだから変形が進行してしまうのは止められない、と諦めてしまうのはよくありません。「腰椎調整」と「膝関節調整」により、圧迫を取り除き続けることで、変形の進行を最低限にすることができます。リウマチの方こそ、調整による治療が不可欠となります。

3. 眼球の麻痺で悩まされる四十代の男性の例

こちらの方は、四十代半ばのある日、自分の目の動きがおかしいことに気づいたそうです。右眼を外に動かす動作（右を見る動き）、外転することが急にできなくなってしまったと言います。つまり、右を見ようとしても眼球が右を向くことができない状態です。

すぐに医療機関を受診し、精密検査をしたそうですが、異常が見当たらなかったそうです。点眼剤とビタミン剤を処方されましたが、良くなりませんでした。

このようなケースの相談は、当院では初めてだったのと、眼球を動かす神経は脳神経であり、その神経は脊椎調整ができない部分であるため、患者さんには「治せるかはわかりませんが」と説明をして治療を開始しました。

検査では頸椎にいくつかのねじれを確認できましたので、早速「頸椎調整」を開始しました。4回の治療で、右眼の動きに少し変化が見え、6回目で、右を見る動作がゆっくりですができるようになりました。9回目で、右を見ることができるようになり、11回目以降は、完全に眼の動きは回復されました。

この方のように、まったく別の神経ではあるものの、頸椎の神経の圧迫を取り除くことでいい作用となり回復するケースもありました。「調整治療」「脊椎調整」には、まだまだ未知の可能性があるのでは、と感じた症例でした。

4. 頭痛、めまいで苦しんできた四十代の女性の例

この女性は、数年前に脳梗塞を発症してしまいましたが、処置も早く軽度であったため麻痺など後遺症もほとんどありませんでした。しかしその後、めまいと頭痛の頻度が増えてしまったそうです。医療機関では、「頭痛とめまいは脳梗塞の後遺症のせい」と言われて痛み止めを処方されるだけでした。

当院を受診され検査で頸椎のねじれや圧迫を確認したので、「頸椎調整」を開始しました。治療5回目で頭痛の回数が減り、6回目ではめまいも軽減し始めました。9回の治療で頭痛もめまいもかなり消失し、日常生活がずいぶん楽になったと報告されました。通院12回目以降は、頭痛、めまいともに完全に消失しました。

脳梗塞の後遺症の一つとして頭痛やめまいがよく言われていますが、当院では脳梗塞を

経験した方の多くが「頸椎調整」により回復しています。

頭痛、めまい　↓　脳の病気

と思いがちですが、全てが脳の病気のせいではなく、頸椎が原因である可能性を忘れないで下さい。

5．流産しかけていた三十代の女性

この女性は、もともと生理も不順でなかなか妊娠できずにいましたが、やっと待望の妊娠がわかり喜びも束の間、妊娠3ヶ月目くらいから調子が悪くなり、流産してしまう可能性が高くなると産婦人科で注意を受けたとのことです。

そこで当院を受診され、子宮を支配する神経の出口の調整をすぐに開始しました。治療5回で下腹部の痛みが改善し始め、治療7回で下腹部の痛みや身体の不調が緩和、婦人科の検診でも状態が回復していると言われたそうです。9回の治療で症状はなくなり、婦人科の検診でも異常がなくなりました。それ以降ケアを続け、妊娠中のトラブルもなく無事出産できました。

この女性は、妊娠する前から脊椎で子宮を支配している神経を圧迫していたため、子宮の状態が悪いまま妊娠していました。脊椎でその神経を圧迫してしまうと、脳からの指令が正確に子宮や卵巣に伝わらず、その機能が低下したままになってしまいます。

そうなると子宮の中の赤ちゃんは正常に成長できず、何かしらトラブルが出てきてしまいます。軽度の場合ならそのまま乗り切れることができますが、神経の圧迫が強いと子宮の状態がどんどん悪化し、最悪の場合には流産してしまうことがあります。女性にとって、子宮や卵巣の状態をいつも良好に保つことがさまざまな面で大切です。

6．頸椎椎間板ヘルニアによる指先の麻痺で悩む三十代の女性

この方は右手指先に強いしびれが出始めたため、医療機関を受診し、さまざまな検査の結果、頸椎椎間板ヘルニアと診断されました。どんどん痛みやしびれは悪化し、指先の感覚異常も出てしまいました。いくつか医療機関を受診してみたものの、湿布や痛み止めの

薬のみで改善は見られず。頸椎の牽引治療や、ブロック注射も試しましたが効果はなく、手術を勧められていました。

その後、知人の紹介で当院を受診され、早速、頸椎を触ってみると5番と6番にねじれを確認したので、すぐに「頸椎調整」を始めました。4回の治療で感覚の異常は回復し、6回目ではしびれが改善し、腕や指先に力が戻ってきたと話されていました。通院11回目以降はしびれなどほとんどの症状は完全に消失しました。

この方の場合、腕や指先のしびれ、痛みの原因が、頸椎椎間板ヘルニアにより神経を圧迫しているためと診断され、外科手術を勧められていました。しかし、本当の原因はヘルニアのせいではなく、5番と6番の頸椎のねじれによるものでした。そのため、「頸椎調整」によりそのねじれを治すことで、神経の圧迫を取り除くことができました。

この方以外でも、腕や指先のしびれや痛みの患者さんを多く治療してきましたが、ヘルニアと診断されていても「頸椎調整」によりほとんど方が回復しています。つまり、神経症状のほとんどの原因が頸椎でのねじれや圧迫により神経を潰してしまうことによるものなのです。

「頸椎調整」により神経症状は根本的に治すことができます。外科手術は、患者さんの体の負担も大きくリスクがある上に、術後の経過が思わしくない方もいらっしゃいますので注意が必要でしょう。

7. 手根管症候群と診断された六十代の女性

この女性は、左手の指先に強いしびれや痛みが出始めたので医療機関を受診しました。検査をして、「手根管症候群《しゅこんかんしょうこうぐん》」と診断され、薬や注射による治療を受けましたが、まったく改善しませんでした。

医療機関では、手術を勧められたそうですが、断って当院を受診されました。

この女性の頸椎5番から7番にねじれを確認したので、すぐに「頸椎調整」を始めました。治療3回で指先のしびれが改善し始め、5回目には指先の痛みはなくなったと言います。多少、指先の違和感がありましたが、8回目の治療後は、違和感もなくなり完治しました。

この女性は、手根管症候群と診断され、指先のしびれや痛みは手首で神経を潰してしまっているためと判断されました。しかし、本当の原因は手首ではなく、頸椎で神経を潰していたためだったのです。

指先の痛みやしびれで悩んでいる方は多く、当院でも多くの患者さんを治療してきました。

指先のしびれや痛みの原因で、

・手根管症候群
・胸郭出口《きょうかくでぐち》症候群
・肘部管《ちゅうぶかん》症候群

と診断されることも多いのですが、指先のしびれや痛みのほとんどの原因は頸椎にあると考えてよいでしょう。

そのため、手首などを外科手術しても一時的に良くなる方もいますが、また時間が経過すると悪化し始めます。頸椎に異常がある場合には「頸椎調整」により根本的な原因を取り除く必要があります。

さいごに

この医療が発達した現代においても、病気の症状があって検査をしても原因がよくわからない、またはストレスや年齢、思い込みなどと言われる現状があります。

原因がわからず、とりあえず薬ばかり出されてなかなか根本的な回復にはならないというのは、今の医療の問題でもあります。


人類の歴史を振り返ってみると、どの時代にも、疑うことなき「真理」や「常識」が厳然と存在していました。けれども、この「当たり前」「常識」とされるものの多くが、「その時代の権威者による意見」に支配されているのが常でした。

とくに科学や医学の分野では、その時代の「常識」とされることを、名もなき者たちの発見や技術革新によって覆される事実が何度もありました。

それが科学や医学の革新的な進歩と言われるものです。

ときにはまったく違った「真実」が証明されることもあり、新たにその時代の「常識」となるのです。

しかし、新たな「真実」がその時点で信じられている「真実」を覆すのは、とても大変なことです。正しい理論を多くの人に受け入れられるのに驚くほど時間がかかるのは、時の権威者たちから否定され、非難されるなどの障害が実に多いからです。

15世紀に天動説を否定し地動説を唱えたガリレオ・ガリレイが、キリスト教の世界観を信じる権威者から迫害を受け、裁判にかけられたことはよく知られています。「それでも、地球は回っている」というガリレオの地動説が正しいと証明されるまで実に多くの時間がかかったのです。

私が本書で一生懸命に解説させていただいたことは、実際に治療の成果に結び付いた事実です。「そんなことがあるはずがない」と思う方もいらっしゃるかと思いますが、書かれていることが事実なのです。

何度も主張しますが、本書の内容が当たり前の医療方法となり、多くの方が根本的な治療を受けられる日が来ることを心より期待しております。

これからの医療は「根本的に治す医療」に変わる必要があります。本当の原因を突き止めることができ、その根本治療ができる先生が非常に少ないという課題が解決できれば医療は変わることができます。

この本を読むことで、今まで当たり前と思っていた心身の不調の原因や治療方法が実は間違っているということ、それに気づく方が増えることが何よりの願いです。

今の医療を根本的な治療に変えていくには多くの方の意識の変化も必要となります。

これからの医療が、『症状や痛みをただ緩和するだけの医療』から、『本当の原因を取り除く根本的に治す医療』に変わるためには、患者さん（治療を受ける側）の意識の変化が必要です。

テレビやネット、もしくは今まで当たり前と思っていた常識が本当に正しいのか、自分でもしっかりと判断することが大切です。

また、実際に医療機関を受診したら、『今ある症状や不調の本当の原因を特定できているのか』、『自分が受ける治療は本当に正しい治療で、根本的な治療ができるのか』、患者さん一人ひとりがよく考える必要があります。

そして、『本当に正しい情報』、『正しい治療方法』などが一般的に広がり、患者さんが求める本当の医療がどこでも受けられる時代になるためには、多くの方にこの本で書かれている内容を知って頂くことがとても大切になります。今ある間違った常識を覆すには多くの方の協力も必要となるのです。

そして、

「神経の圧迫により、実はさまざまな不調、症状、痛みが出る」

「神経の圧迫を取り除く『調整治療』『脊椎調整』という特殊な治療方法により根本治療ができる」

ということを知った多くの医療従事者が「調整治療」「脊椎調整」を実際に学び、施術できる方が増えていくことが、現代の医療に対する改革になると信じています。

2023年8月

折橋誠之

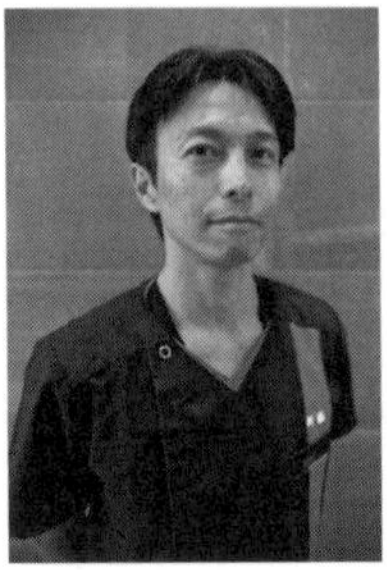

著者プロフィール
折橋 誠之（おりはし もとゆき）
1978年、長野県塩尻市で生まれる。松本深志高校を卒業後、カナダの大学に留学し、健康・スポーツ科学を学ぶ。帰国後、新横浜にある柔整専門学校を卒業し、国家資格を取得。長野県に戻り、有名整骨院で研修後、2009年に生まれ故郷の塩尻市に『吉田原整骨院』を開院（吉田原とはその土地の地名）。 患者さんの治療とともに、『脊椎調整・調整治療による根本治療』を日々研究し、根本治療は進化を続けている。現在の『治らない医療』から『根本的に治す医療』に変わるようにさまざまな活動をしている。 30代後半まではサッカー、モーグル、インラインホッケーなど、アスリートとしても活動。現在はアスリートのパフォーマンス向上のために、多くのスポーツ選手も施術。

【吉田原接骨院】
〒399-0701　長野県塩尻市広丘吉田665-13
TEL 0263-86-4724

現代医学《げんだいいがく》に足《た》りない根本治療《こんぽんちりょう》　あなたの痛《いた》みと悩《なや》みは解消《かいしょう》する

2023年12月8日　初版第1刷発行
著　者　折橋誠之
発行者　友村太郎
発行所　知道出版
〒101-0051 東京都千代田区神田神保町 1-11-2
天下一第二ビル 3F
TEL 03-5282-3185　FAX 03-5282-3186
http://www.chido.co.jp
印　刷　モリモト印刷

ISBN978-4-88664-363-6